LA HUMANIZACIÓN DE LA COMUNICACIÓN Y LA TRADUCCIÓN EN ENTORNOS MÉDICO-SANITARIOS

RETOS ACTUALES Y TENDENCIAS EMERGENTES

LA HUMANIZACIÓN DE LA COMUNICACIÓN Y LA TRADUCCIÓN EN ENTORNOS MÉDICO-SANITARIOS

RETOS ACTUALES Y TENDENCIAS EMERGENTES

Ana Muñoz-Miquel
y Robert Martínez-Carrasco, eds.

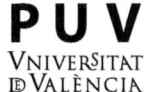

PUV
VNIVERSITAT
ID VALÈNCIA

Publicacions de la Universitat de València (PUV) is the publishing house of the Universitat de València (UV). We share the UV's mission to promote the dissemination and communication of scientific ideas, academic work and culture in the broadest sense.

PUV has no responsibility for the persistence or accuracy of URLs for external or third-party internet websites referred to in this publication and does not guarantee that any content on such websites is, or will remain, accurate or appropriate.

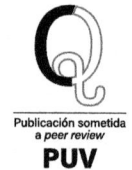

Publicación sometida
a peer review
PUV

Publicacions de la Universitat de València
http://puv.uv.es
publicacions@uv.es

Layout & cover design: Publicacions de la Universitat de València

ISSN: 2605-4469
ISBN: 978-84-1118-669-8 (paperback)
ISBN: 978-84-1118-670-4 (PDF)
DOI: https://doi.org/10.7203/PUV-OA-9788411186704

Legal Deposit: V-5218-2025
Printed in Spain

CONTENTS

EL VALOR DE HUMANIZAR LA PALABRA: LENGUAJE, ÉTICA Y CUIDADOS EN CONTEXTOS MÉDICO-SANITARIOS[*]

Ana Muñoz-Miquel
Universitat Jaume I
ORCID: 0000-0002-2249-545X

Robert Martínez-Carrasco
Universitat Jaume I
ORCID: 0000-0002-2148-8637

El proceso de humanización de la asistencia sanitaria se ha configurado, en las últimas décadas, como una respuesta crítica a la concepción tradicional de la medicina basada en un modelo biomédico de corte paternalista que, desde una perspectiva fundamentalmente técnica, relegaba la dimensión experiencial del paciente y las variables psicosociales que median toda relación asistencial. Frente a ello, la consolidación de un modelo biopsicosocial centrado en la persona ha desplazado el centro de atención hacia una visión integral de la salud en la que el sujeto deja de tener un papel pasivo a lo largo del proceso y se convierte en su agente activo. Esta transformación implica una relectura del acto médico no solo como procedimiento científico, sino como un acto comunicativo y relacional en el que la interacción, la empatía y la comprensión mutua se integran en la propia definición del cuidado (García-Izquierdo, 2025; Montalt y García-Izquierdo, 2016).

En el ámbito legislativo y ético, este cambio de paradigma se refleja en la progresiva institucionalización del principio de autonomía del paciente, que constituye hoy en día uno de los ejes vertebradores de la

[*] El presente volumen se enmarca en el proyecto «Las sociedades médicas como agentes estratégicos en la comunicación médico-paciente» (UJI-B2022-06), financiado por la Universitat Jaume I.

atención centrada en la persona. En el Estado español, sin ir más lejos, la Ley 41/2002, básica reguladora de la autonomía del paciente y de los derechos y obligaciones en materia de información y documentación clínica (2002), traduce en términos jurídicos la noción de participación informada y responsable que subyace al paradigma de la atención centrada en el paciente y pone por delante la necesidad de que el individuo comprenda la información que se le proporciona, pondere las alternativas y decida libremente sobre su proceso terapéutico. De este modo, el marco normativo consolida una concepción del paciente como sujeto activo, capaz de intervenir en la toma de decisiones y de corresponsabilizarse en el cuidado de su salud, lo que supone una profunda transformación de la relación médico-paciente y del significado mismo de la atención sanitaria. Sin embargo, y a pesar de los esfuerzos legislativos, la escasa atención que presta la ley a cuestiones como la adecuación de la información o la comprensibilidad, que con frecuencia se manifiestan y delimitan en términos generales, poco concretos, limita la efectividad comunicativa del derecho a la autonomía y dificulta que la relación asistencial se configure como un verdadero espacio de diálogo y corresponsabilidad (Martínez-Carrasco y Ordóñez-López, 2023).

La insuficiente atención a los aspectos comunicativos que la literatura detecta en la legislación pone de relieve un aspecto esencial de este nuevo paradigma, y es que la autonomía del paciente no puede garantizarse plenamente sin un modelo relacional que sitúe la comunicación en el centro del acto clínico. Por ello, la atención centrada en el paciente ha de partir necesariamente de una concepción dialógica de la relación asistencial que reniegue de la comunicación como algo puramente instrumental (esto es, como simple transmisión de información) y la consagre como elemento constitutivo y fundamental del acto clínico (Arrighi *et al.*, 2010; Epstein *et al.*, 2005). Bajo este prisma, el personal sanitario ejerce sus funciones teniendo en cuenta la individualidad del paciente (incluyendo su lengua y cultura, su bagaje previo y sus valores, necesidades y preferencias); y el paciente, en la medida de sus posibilidades y su deseo de ser informado, puede participar de forma activa en las decisiones que conciernen tanto a su enfermedad como al proceso terapéutico en sí. La comunicación y el acceso a la información se muestran, así pues, condiciones de posibilidad en el contexto sanitario para que la corresponsabilidad del paciente pueda existir.

La humanización de los contextos sanitarios implica, por tanto, reconocer la dimensión comunicativa del cuidado y concebir la interacción clínica como un espacio de co-construcción del conocimiento en el que los saberes expertos y los saberes experienciales dialogan, y donde se pone mayor énfasis en aspectos como la comprensibilidad (Mariscal Crespo *et al.*, 2017; Martí Lorente, 2024), la empatía (Muñoz-Miquel, 2019), la atención a la individualidad o la sensibilidad hacia las diferencias lingüísticas, culturales o emocionales del paciente que variarán, entre otros factores, en función de su propio perfil (pediátrico, crónico, en cuidados paliativos, etc.) (Montalt *et al.*, 2025; Muñoz-Miquel, 2023). En el caso de la población infantil, por ejemplo, estudios recientes muestran cómo el hecho de traducir el conocimiento clínico en relatos e imágenes que reduzcan el miedo, promuevan la confianza y refuercen el papel activo del paciente pediátrico en su proceso de atención actúa como un puente entre la experiencia emocional y la comprensión cognitiva, lo que facilita una forma temprana de alfabetización en salud y demuestra que el cuidado puede expresarse también a través de la palabra y la imagen (Martínez-Carrasco, en prensa). De hecho, y en esa misma línea, cada vez son más los estudios que reconocen que una comunicación más humanizada, empática y atenta a las necesidades y expectativas de los pacientes promueve la curación; empodera a los pacientes y aumenta su satisfacción; mejora la adherencia a los tratamientos; reduce la ansiedad y el sufrimiento y, en definitiva, ayuda a obtener mejores resultados sanitarios (Brown *et al.*, 2015; Derksen *et al.*, 2013; Gabbard y Smith, 2015; Grupo Gentt, 2016; Montalt, 2021; Montalt *et al.*, 2025; Montalt *et al.*, 2018).

Esta reconfiguración epistemológica se relaciona estrechamente con la ética de los cuidados, que reivindica la centralidad de la relación y la vulnerabilidad compartida como fundamentos de la práctica sanitaria. Lejos de entender la humanización como un componente meramente emocional o complementario del trabajo médico, la ética de los cuidados la concibe como un principio estructural de la asistencia, inseparable de la calidad y la seguridad del paciente. No es de extrañar, por tanto, que la literatura en comunicación clínica subraye de forma consistente la necesidad de desarrollar competencias que integren la escucha activa, la empatía y la adaptación discursiva a la diversidad cognitiva, lingüística y cultural del paciente (Muñoz-Miquel, 2019; Saiz-Hontangas *et al.*, 2016), lo que exige una transformación profunda en las prácticas discursivas y las representaciones del paciente dentro del sistema sanitario.

La comunicación (oral y escrita) se convierte, así pues, en el medio a través del cual se hace efectiva la ética de la atención. En los procesos asistenciales contemporáneos, caracterizados por la diversidad cultural y lingüística, el diálogo médico-paciente se configura como un espacio de mediación simbólica donde se negocian significados, expectativas y valores. En este marco, el lenguaje deja de ser un instrumento neutro y se convierte en un vehículo de poder, inclusión o exclusión. De ahí la necesidad de cultivar prácticas comunicativas que reconozcan la singularidad del paciente, su contexto sociocultural y su capacidad interpretativa.

Sin embargo, en plena revolución de la inteligencia artificial, este giro humanista en la medicina (Cole *et al.*, 2015) se ve interpelado (y va a continuar viéndose) por los desafíos que plantea la digitalización del sistema sanitario. La incorporación de tecnologías de la información, inteligencia artificial generativa y automatización de procesos ha transformado las formas de interacción en los entornos asistenciales, introduciendo nuevas oportunidades, sí, pero también nuevos riesgos de despersonalización. La literatura, de hecho, insiste en que la introducción de herramientas automatizadas en comunicación clínica (sean sistemas de *e-consent*, *chatbots*, plataformas de seguimiento remoto o aplicaciones médicas, por nombrar apenas unas cuantas) solo contribuye a la personalización y dinamización de la información cuando se integran desde una perspectiva ética y humanocéntrica (Decker *et al.*, 2023; Haring *et al.*, 2023). Cuando se adoptan sin un marco regulador adecuado o sin la formación necesaria del personal sanitario, la tecnología puede acentuar las barreras de comprensión y reducir la interacción humana a un intercambio formal de datos (Astromske *et al.*, 2021; Ng, 2024).

En este contexto de transición hacia modelos híbridos de atención, la formación de profesionales de la salud, así como del resto de agentes implicados (instituciones y sociedades médicas, asociaciones de pacientes, etc.) (Ordóñez-López y Martínez-Carrasco, en prensa) emerge como un factor decisivo en tanto en cuanto nos empuja a entender la atención centrada en el paciente no solo como un conjunto de buenas prácticas, sino como principio epistemológico que redefine el modo en que se conciben la enfermedad, la información y la decisión terapéutica. La humanización implica reequilibrar la relación asistencial, redistribuyendo la autoridad del conocimiento y reconociendo el valor del relato del paciente como fuente legítima de información y de sentido (Moreno Moreno, 2024). Este aspecto cobra una dimensión más prominente si cabe, en contextos multilingües y multiculturales, donde el reto que se plantea es todavía mayor.

Esta redefinición del rol del paciente, además, implica transformaciones significativas no solo en el personal sanitario, sino también en los modos y herramientas de la comunicación clínica. Las nuevas exigencias del modelo comunicativo requieren el desarrollo de competencias comunicativas específicas que favorezcan la escucha activa, la empatía, la claridad expositiva y la toma de decisiones compartida (Epstein *et al.*, 2005). Sin embargo, estas exigencias no se circunscriben únicamente al entorno clínico: afectan igualmente a redactores, traductores y mediadores en el ámbito médico-sanitario, cuya labor resulta crucial para vehicular la información de forma precisa, comprensible y ética (Montalt, 2021; Montalt *et al.*, 2025). Al fin y al cabo, los expertos en traducción, mediación o redacción de documentación no solo participan en la producción y adaptación de los textos médico-sanitarios que median en la relación entre personas expertas y legas, sino que también se convierten en gestores del discurso especializado, capaces de proponer estrategias discursivas y decisiones lingüísticas que contribuyan a la calidad, accesibilidad y adecuación del mensaje (Martínez-Carrasco, 2022). Su intervención cobra especial relevancia en contextos de elevada complejidad comunicativa (como la atención pediátrica o la comunicación en situaciones de enfermedad grave) donde el éxito del proceso asistencial depende, en buena medida, de la eficacia con que se transmite la información, se genera confianza y se respeta la autonomía del paciente o su entorno.

Ante esta situación de redefinición, tránsito y afianzamiento, el volumen que presentamos, *La humanización de la comunicación y la traducción en entornos médico-sanitarios: retos actuales y tendencias emergentes*, aporta claves para comprender qué es y qué implica la humanización de la comunicación y la traducción en entornos médico-sanitarios desde una perspectiva multidisciplinaria, y cómo puede fomentarse en un contexto marcado por la digitalización, la automatización y la creciente complejidad comunicativa de los sistemas de salud. En él, partimos de la base de que, aunque la salud y la enfermedad se analizan y describen a menudo desde una perspectiva biomédica, ambas se sitúan en la esfera de la experiencia personal y están mediadas por la lengua y la cultura (Montalt y Muñoz-Miquel, 2024), de ahí la importancia de centrar el debate (o de complementarlo, mejor dicho) desde un enfoque humanístico que profundice en las dimensiones lingüísticas, discursivas y sociocomunicativas del proceso asistencial y de la interacción médico-paciente. Partimos de la convicción, por ende, de que humanizar la comunicación y la traducción en entornos médico-sanitarios significa restituir al lenguaje su función esencial como vehículo de comprensión, de encuentro y de cuidado, integrando las dimensiones ética y relacional que deberían caracterizar la práctica sanitaria contemporánea.

A lo largo de sus páginas, las distintas contribuciones aportan, de forma poliédrica, una visión respecto a qué implica la humanización de la comunicación en entornos médico-sanitarios, ya sea a través del estudio de documentación multilingüe, el análisis del discurso, la asistencia sanitaria o la educación y el empoderamiento del paciente. Esta aproximación interdisciplinar en cuanto a pluralidad de voces y contextos culturales y lingüísticos enriquece el debate y ofrece una visión panorámica de las transformaciones que atraviesan la traducción y la comunicación en entornos médico-sanitarios en la actualidad, al tiempo que nos permite identificar retos comunes y tendencias emergentes en la investigación sobre medicina, salud, lenguaje y traducción.

Los capítulos que presentamos a continuación recogen estudios sobre la revisión y mejora de géneros textuales clave como el consentimiento informado, el uso de tecnologías y herramientas automatizadas al servicio de la comprensibilidad o la creación de plataformas de recursos que facilitan la comunicación multilingüe y la accesibilidad cognitiva. Todos ellos, y cada uno desde su área de especialidad, invitan a repensar la comunicación y la traducción en contextos de salud desde la responsabilidad comunicativa, y proponen un modelo de interacción que reconozca la vulnerabilidad, la diversidad y la dignidad del paciente. A lo largo de los distintos capítulos, se perfila un recorrido que va desde la reflexión teórica sobre los fundamentos de la humanización hasta la aplicación práctica de estrategias comunicativas, traductológicas y tecnológicas que contribuyen a hacerla posible.

Así, el volumen se articula en torno a un eje común, la humanización del lenguaje en entornos médico-sanitarios, pero este eje común se despliega a través de múltiples miradas: la del derecho y la bioética, la de la comunicación clínica, la de la traducción especializada, la de la divulgación visual y narrativa o la de la traducción automática y la inteligencia artificial aplicada a la salud. Cada contribución complementa a las demás y contribuye a construir una visión coral de la humanización como horizonte epistemológico y profesional en el que la palabra, la escucha y la mediación siguen siendo las formas más profundas de cuidado.

Así, el capítulo 1, **«Humanising doctor-patient communication by improving the informed consent process: The Hipocrates project»**, escrito por Anabel Borja Albi e Isabel García-Izquierdo, aborda la necesidad de humanizar la comunicación médico-paciente a través de la mejora del proceso de consentimiento informado, uno de los géneros más complejos y decisivos de la práctica clínica. Las autoras analizan la evolución del modelo comunicativo hacia una atención centrada en el paciente y constatan las deficiencias de los formularios actuales, cuya falta de comprensibilidad y de seguimiento adecuado compromete el principio de autonomía. Entre los resultados más destacados se encuentran la creación de un corpus trilingüe de consentimientos informados, el desarrollo del analizador morfosintáctico ProText-GENTT, una guía de buenas prácticas para la administración del consentimiento informado y el desarrollo de materiales formativos basados en dramatizaciones y recursos audiovisuales. El capítulo subraya la importancia de promover una comunicación clara, empática y culturalmente sensible como vía para reforzar la autonomía del paciente, la eficiencia del sistema sanitario y la formación integral de profesionales de la salud y de la traducción.

El capítulo 2, **«La alianza de las humanidades y la medicina a través de la traducción social»**, de Ingrid Cobos López, explora las posibilidades de colaboración interdisciplinar entre la medicina, la traducción y el arte en el marco de las denominadas nuevas humanidades médicas. La autora revisa los orígenes históricos de las *medical humanities* y analiza su reciente reformulación como espacio de convergencia entre las ciencias de la salud y disciplinas humanísticas orientadas a la humanización de la atención sanitaria. Desde una perspectiva aplicada, el capítulo propone la traducción social como herramienta clave para adaptar el conocimiento científico a públicos legos y promover la alfabetización en salud mediante estrategias de desterminologización, lenguaje claro y multimodalidad. Este enfoque se materializa a través del proyecto OncoTRAD, una iniciativa que combina medicina gráfica, traducción y creación artística para ofrecer materiales divulgativos accesibles a pacientes oncológicos. Cobos López presenta, además, una metodología de trabajo innovadora que incluye la creación de fichas terminológicas ilustradas y un diccionario para pacientes, con el fin de transformar textos especializados en recursos comprensibles, empáticos y visualmente atractivos.

El capítulo 3, **«A humane machine: Can technology humanise healthcare communication and its translation?»**, de Raluca Chereji, examina la aparente paradoja entre la creciente tecnologización de la asistencia sanitaria y la necesidad de preservar la dimensión humana de la comunicación médico-paciente. La autora parte del principio de atención centrada en el paciente para analizar los retos que presentan los textos médicos dirigidos a público lego, cuya complejidad lingüística y discursiva a menudo compromete su comprensibilidad y, con ello, la autonomía del paciente. En este contexto, Chereji explora el potencial de tres herramientas tecnológicas (la traducción automática, el reconocimiento automático del habla y la inteligencia artificial generativa) como posibles aliadas para favorecer una comunicación más humanizada. La autora revisa los usos actuales de estas herramientas en la práctica médica y la traducción especializada, y valora su capacidad para mejorar la fluidez, la accesibilidad y la adecuación de los textos médico-sanitarios. El capítulo concluye proponiendo un modelo de colaboración persona-máquina que combine la eficiencia tecnológica con la intervención crítica del traductor y del profesional sanitario, con el fin de avanzar hacia una comunicación más empática, inclusiva y segura para el paciente.

El capítulo 4, **«La comunicación y la comprensión de la información entre el profesional de la salud y el paciente pediátrico: recursos que pivotan en la terminología»**, de Rosa Estopà, analiza las barreras comunicativas que surgen entre los profesionales sanitarios y los pacientes pediátricos y propone soluciones desde la terminología para mejorar la alfabetización en salud y la comprensión del discurso médico. A partir de la constatación de que la terminología especializada constituye uno de los principales obstáculos en la comunicación médico-paciente, la autora presenta dos proyectos pioneros del grupo IULATERM: COMJUNTOS y DIXIMED. El primero, una aplicación web y móvil diseñada para familias de niños con enfermedades raras, proporciona estrategias comunicativas, glosarios controlados y materiales audiovisuales que facilitan el entendimiento y promueven la autonomía del paciente. El segundo, un diccionario multimodal e interactivo elaborado a partir de corpus reales de lenguaje infantil, ofrece definiciones, ilustraciones y audios concebidos desde la perspectiva cognitiva y comunicativa de los niños. El capítulo defiende, en suma, que cuidar las palabras y adaptar el discurso especializado a la comprensión infantil es una forma esencial de humanizar la atención sanitaria y mejorar la calidad de vida de los pacientes y sus familias.

El capítulo 5, «**Pediatría y redes sociales: ¿humanización o promoción?**», de Giovanna Mapelli, analiza el papel de las redes sociales y, en particular, de Instagram, en la configuración de nuevas formas de comunicación médico-paciente en el ámbito pediátrico. Partiendo del marco de la atención centrada en el paciente y del concepto de empatía como competencia relacional fundamental en la práctica clínica, la autora examina cómo la web 2.0 ha transformado la manera en que los profesionales sanitarios divulgan información, gestionan su identidad profesional y construyen vínculos afectivos con los pacientes y sus familias. A través del análisis cualitativo de los perfiles en Instagram de dos pediatras españolas, Mapelli identifica las estrategias discursivas y multimodales que permiten crear lazos afiliativos con las seguidoras, basadas en la proximidad emocional, la narración en primera persona, el uso de emojis, la exposición de experiencias personales y el tono coloquial. Los resultados revelan la coexistencia de una voz médica, una voz educadora y una voz empática que contribuyen a humanizar la comunicación, pero también a reforzar la marca personal y la promoción comercial de las profesionales.

El capítulo 6, «**Análisis empírico de la legibilidad tipográfica de DCI elaborados por sociedades médicas españolas**», de Pilar Ordóñez-López, examina un aspecto escasamente abordado en la literatura sobre comunicación clínica: la legibilidad tipográfica de los documentos de consentimiento informado. Frente a los numerosos estudios centrados en la legibilidad lingüística, esta contribución amplía la perspectiva al considerar el papel que desempeñan los elementos metatextuales (tipografía, interlineado, uso de mayúsculas, negrita o imágenes) en la percepción visual y la comprensión del paciente. A partir de un corpus de 135 DCI (documentos de consentimiento informado) elaborados por sociedades médicas españolas, el estudio adopta una metodología mixta para analizar la adecuación de estos documentos a las recomendaciones académicas sobre diseño y legibilidad. Los resultados revelan un uso inconsistente de los recursos tipográficos y visuales: aunque la mayoría de DCI presentan una macroestructura clara y secciones diferenciadas, persisten problemas de interlineado, alineación y tamaño de fuente que dificultan la lectura. Además, el empleo de imágenes o recursos visuales sigue siendo residual. La autora concluye que estas carencias limitan la accesibilidad y comprensibilidad de los DCI, lo que compromete la autonomía del paciente.

El capítulo 7, **«La ética, piedra angular en la humanización de la comunicación y la traducción centradas en el paciente»**, de Vicent Montalt, sitúa la ética en el núcleo del debate sobre la humanización de la comunicación y la traducción en contextos médico-sanitarios. El autor sostiene que una comunicación verdaderamente centrada en el paciente descansa en valores éticos fundamentales como la empatía, la inclusividad, la equidad y la responsabilidad social, que trascienden los códigos deontológicos tradicionales. A partir de un sólido recorrido teórico, Montalt analiza las asimetrías inherentes a la relación médico-paciente y los dilemas éticos que estas generan para los traductores e intérpretes, quienes actúan en un espacio de mediación marcado por la vulnerabilidad del paciente. El capítulo propone integrar distintas dimensiones éticas (deontológica, consecuencialista y de responsabilidad social) y aplicarlas a los géneros textuales de la comunicación sanitaria en los que se materializan valores y prioridades morales específicas. A través del ejemplo del consentimiento informado, el autor demuestra cómo la comprensibilidad y la empatía son condiciones éticas indispensables para garantizar la autonomía del paciente.

Por último, el capítulo 8, **«Potential communication barriers and facilitators between informal caretakers and the local authorities»**, de Karen Korning Zethsen y Victor Korning Zethsen, presenta un estudio cualitativo sobre los factores que dificultan o favorecen la comunicación entre cuidadores informales y autoridades locales en el contexto danés de la atención a personas mayores. A partir de treinta entrevistas semiestructuradas, los autores identifican barreras y facilitadores agrupados en tres categorías: individuales, interpersonales y sistémicas. Entre las principales barreras destacan la sobrecarga física y emocional de los cuidadores, los conflictos familiares, la rigidez del sistema y la complejidad del lenguaje administrativo. Como contrapeso, los factores facilitadores se relacionan con la comunicación interpersonal directa, la asignación de una persona de contacto estable, la honestidad institucional y la alineación de expectativas. El análisis revela un contraste cultural entre las percepciones de los cuidadores (que ven la administración como una estructura distante y poco accesible) y las de los empleados municipales (que valoran la colaboración, pero desconocen las dificultades reales de los cuidadores). Los autores concluyen que la mejora de la comunicación requiere establecer una relación de cooperación basada en el respeto mutuo, la transparencia y la simplificación del discurso institucional, principios que resultan esenciales para una atención verdaderamente humanizada.

En conjunto, las aportaciones que reunimos en el presente volumen conforman una mirada coral y multidimensional sobre uno de los grandes desafíos contemporáneos de la salud: cómo devolver al lenguaje, a la empatía y a la comprensión su papel central en la relación asistencial. Desde enfoques que combinan la lingüística, la traducción, la ética, la tecnología y las ciencias de la salud, los distintos capítulos muestran que la humanización no es un concepto abstracto, sino un principio operativo que atraviesa todas las fases del proceso comunicativo: desde la redacción de un consentimiento informado o la mediación terminológica con pacientes pediátricos hasta la comunicación en redes sociales o la interacción entre cuidadores informales y administraciones públicas. El volumen refleja, además, una convicción compartida: la calidad de la atención sanitaria depende en gran medida de la calidad de la comunicación, entendida esta no solo como transmisión de información, sino como acto de encuentro, reconocimiento y cuidado. Los estudios aquí presentes evidencian que la tecnología, lejos de ser una amenaza, puede ser una aliada en este proceso siempre que su uso esté guiado por criterios éticos y por una visión humanista de la salud. Al tender puentes entre disciplinas, contextos y agentes diversos (profesionales sanitarios, traductores, investigadores, pacientes, cuidadores), la obra invita a repensar la práctica comunicativa y traductológica desde parámetros de empatía, claridad y responsabilidad social. *La humanización de la comunicación y la traducción en entornos médico-sanitarios: retos actuales y tendencias emergentes* es, en definitiva, una lectura imprescindible a nuestro juicio para quienes buscan comprender y promover una atención más justa, inclusiva y centrada en la persona, en la que la palabra, el gesto y la escucha ocupen el lugar que les corresponde en la práctica de los cuidados.

REFERENCIAS BIBLIOGRÁFICAS

Arrighi, E., Jovell, A. J., y Navarro, M. D. (2010). El valor terapéutico en oncología. La perspectiva de pacientes, familiares y profesionales. *Psicooncología,* 7(2), 363-374.

Astromske, K., Peičius, E., y Astromskis, P. (2021). Ethical and legal challenges of informed consent applying artificial intelligence in medical diagnostic consultations. *AI & SOCIETY*, 36, 509-520, https://doi.org/10.1007/s00146-020-01008-9

Brown, J., Kidd, J., Noble, L., y Papageorgiou, A. (2015). *Clinical Communication in Medicine.* John Wiley & Sons.

Cole, T. R., Carlin, N. S., y Carson, R. A. (2015). *Medical Humanities: An Introduction.* Cambridge University Press.

Decker, H., Trang, K., Ramirez, J., Colley, A., Pierce, L., Coleman, M., Bongiovanni, T., Melton, G., y Wick, E. (2023). Large Language Model-Based Chatbot vs Surgeon-Generated Informed Consent Documentation for Common Procedures. *JAMA Network Open*, 6(10), e2336997, https://doi.org/10.1001/jamanetworkopen.2023.36997

Derksen, F., Bensing, J., y Lagro-Janssen, A. (2013). Effectiveness of empathy in general practice: a systematic review. *British Journal of General Practice*, 63(606), e76-84 https://doi.org/10.3399/bjgp13X660814

Epstein, R. M., Franks, P., Fiscella, K., Shields, C. G., Meldrum, S. C., Kravitz, R. L., y Duberstein, P. R. (2005). Measuring patient-centered communication in patient-physician consultations: Theoretical and practical issues. *Social Science & Medicine*, 61(7), 1516-1528. https://doi.org/10.1016/j.socscimed.2005.02.001

España. (2002). *Ley 41/2002, de 14 de noviembre, básica reguladora de la autonomía del paciente y de los derechos y obligaciones en materia de información y documentación clínica.* Boletín Oficial del Estado, n.º 274, 15 de noviembre de 2002, pp. 40126-40132. https://www.boe.es/buscar/act.php?id=BOE-A-2002-22188

Gabbard, J., y Smith, T. (2015) Communication in Palliative Medicine. En E. Wittenberg, B. Ferrell, J. Goldsmith, T. Smith, S. Ragan, M. Glajchen y G. F. Handzo (eds.), *Textbook of Palliative Care Communication* (pp. 44-53). Oxford University Press.

García-Izquierdo, I. (2025). Humanizar la comunicación en salud: humanidades médicas y traducción. *Mutatis Mutandis. Revista Lati-*

noamericana de Traducción, 18(1), 13-28. https://doi.org/10.17533/
udea.mut.v18n1a03

Grupo Gentt (2016). Entrevista a Anna Lluch. *Panace@: Revista de
Medicina, Lenguaje y Traducción*, 17(44), 172-174.

Haring, L.V., Hall, J. T., Janssen, A., Johannes, J. M., Verhoeff, A. P., y
Ujcic-Voortman, J. K. (2023). Developing a digital informed consent
app: opportunities and challenges of a new format to inform and obtain
consent in public health research. *BMC Med Ethics* 24, 97, https://
doi.org/10.1186/s12910-023-00974-1

Mariscal-Crespo, M. I., Martínez-Sánchez, J. M., Rivas-Ruiz, F., y
García-Moyano, M. D. (2017). Análisis global de la legibilidad de los
documentos de consentimiento informado utilizados en los hospitales
públicos de España. *Revista de Calidad Asistencial*, 32(4), 200-208.
https://doi.org/10.1016/j.cali.2017.01.003

Martí Lorente, E. (2024). La comprensibilidad del documento de consentimiento informado para estudios clínicos desde una perspectiva
contrastiva. *Panace@: Revista de Medicina, Lenguaje y Traducción*,
25(59), 60-70.

Martínez-Carrasco, R. (2022). Incidència i ús de la imatge en els con-
sentiments informats de les societats mèdiques espanyoles. En J.
Haba-Osca y F. González Sala (eds.), *Il·lustrar la ciència. Aplicacions
de la literatura gràfica en contextos científics i divulgatius* (pp. 83-
93). Tirant Lo Blanch.

Martínez-Carrasco, R. (en prensa). El álbum ilustrado como herramienta
para la comunicación pediátrica. Análisis de recursos dirigidos a la
infancia en las sociedades médicas españolas. En A. Varela Suárez.,
y E. Machado (eds.), *La comunicación en el contexto sanitario:
retos y aproximaciones metodológicas*. Ediciones de la Universidad
de Salamanca

Martínez-Carrasco, R., y Ordóñez-López, P. (2023). El consentimiento
informado en la comunicación médico-paciente: análisis crítico del
marco legislativo. *Hermes - Journal of Language and Communication
in Business*, 63, 99-117.

Montalt, V. (2021). Medical Humanities and Translation. En S. Susam-Saraeva, Ş., y E. Spišiaková (eds.), *The Routledge Handbook of Translation and Health* (pp. 130-148). Routledge.

Montalt, V., y García-Izquierdo, I. (2016). Exploring the links between
the oral and the written in patient-doctor communication. En P. Or-

dóñez-López y N. Edo-Marzá (eds.), *Medical Discourse in Professional, Academic and Popular Settings* (pp. 103-124). Multilingual Matters.

Montalt, V., García-Izquierdo, I., y Muñoz-Miquel, A. (2025). *Patient-centred translation and communication*. Routledge.

Montalt, V., y Muñoz-Miquel, A. (2024). Translators in medical and health settings. En G. Massey, M. Ehrensberger-Dow y E. Angelone (eds.), *Handbook of the Language Industry: Contexts, Resources and Profiles* (pp. 375-402). Mouton De Gruyter.

Montalt, V., Zethsen, K. K., y Karwacka, W. (2018). Medical Translation in the 21st Century-Challenges and Trends. *MonTI: Monografías de Traducción e Interpretación*, 10, 27-42.

Moreno Moreno, J. (2024). Narrative medicine in the digital era: A multilingual approach to patients' narratives. En I. Cobos López (ed.), *Traducción (biosanitaria), medicina gráfica y comunicación médico-paciente* (pp. 149-174). Tirant lo Blanch.

Muñoz-Miquel, A. (2019). Empathy, emotions and patient-centredness: A case study on communication strategies. *Hermes. Journal of Language and Communication in Business*, 59(1), 71-89. https://doi.org/10.7146/hjlcb.v59i1.116990

Muñoz-Miquel, A. (2023). *La traducción médico-sanitaria: profesión y formación*. Comares.

Ng, I.K. (2024). Informed consent in clinical practice: Old problems, new challenges. *Journal of the Royal College of Physicians of Edinburgh*, 54(2), 153-158. https://doi.org/10.1177/14782715241247087

Ordóñez-López, P., y Martínez-Carrasco, R (en prensa). *Sociedades médicas y asociaciones de pacientes: perspectivas compartidas para una comunicación clínica centrada en el paciente*. Comares.

Saiz Hontangas, P., Espeleta Piorno, P., y Muñoz-Miquel, A. (2016). El uso de imágenes en guías para pacientes: Una primera aproximación desde la perspectiva del nivel de activación del paciente. *Panace@: Revista de Medicina, Lenguaje y Traducción*, 17(44), 99-110.

CAPÍTULO 1. HUMANISING DOCTOR-PATIENT COMMUNICATION BY IMPROVING THE INFORMED CONSENT PROCESS: THE HIPOCRATES PROJECT

Anabel Borja Albi
Universitat Jaume I
ORCID: 0000-0001-7053-0152

Isabel García-Izquierdo
Universitat Jaume I
ORCID: 0000-0001-8208-4479

ABSTRACT: Scientific and technological advancements, coupled with the increasing complexity of modern medical practice, have introduced new ethical and legal challenges concerning the rights and duties of patients, physicians, and public healthcare systems. This evolution has redefined the patient's role in decision-making, fostering a shift from paternalistic approaches to more dialogical doctor-patient interactions. Despite these advances, our study identifies the absence of a specific monitoring mechanism for the Informed Consent (IC) process, a crucial legal-medical genre in clinical practice. Evidence indicates that its effectiveness remains limited, largely due to the complexity of the written document and insufficient time for proper administration in accordance with legal requirements. Over the past decade, the Gentt research group has focused on improving communication in the IC process, recognizing its inherent complexity. The Hipocrates project, in particular, has examined the communicative exchanges between healthcare providers and patients, adopting a multidisciplinary and multilingual approach to enhance the clarity and effectiveness of the IC process.[1]

KEYWORDS: clinical communication; informed consent; legal-medical genres; medical humanities; medical translation.

[1] *Creation of multilingual resources for improving doctor-patient communication in Public Health Services.* Funded by the Spanish Ministry of Science, Innovation and Universities. State Programme for Excellence in Scientific and Technical Research – Knowledge Generation Subprogramme. (PGC2018-098726-B-I00).

RESUMEN: Los avances científicos y tecnológicos, y la creciente complejidad sociológica de la medicina actual plantean nuevos desafíos éticos y legales sobre los derechos y deberes de los pacientes, los médicos y los servicios de salud. En este contexto, el rol del paciente en la toma de decisiones médicas ha evolucionado hacia una mayor participación, de manera que se ha superado el enfoque paternalista monolingüe hacia una perspectiva dialógica. No obstante, nuestro estudio revela la ausencia de un seguimiento específico del proceso de consentimiento informado (CI), un género médico clave en la práctica clínica. Los indicios apuntan a que la eficacia del CI en nuestro sistema de salud no ha mejorado, debido a los problemas de comprensibilidad del documento y al incumplimiento de los requisitos legales en su administración debido a la falta de tiempo. En la última década, el grupo de investigación Gentt ha trabajado en la mejora de la comunicación en torno al CI, uno de los géneros médico-jurídicos más complejos. El proyecto Hipocrates ha abordado la interacción comunicativa en la administración de este género entre profesionales y pacientes desde una perspectiva multidisciplinaria y multilingüe.

PALABRAS CLAVE: consentimiento informado; comunicación clínica; géneros médico-jurídicos; humanidades médicas; traducción médica.

1.1 INTRODUCTION

Scientific and technological advancements, combined with the complexity of today's social context in which medicine is practiced, have given rise to new ethical and legal issues concerning the rights and obligations of patients, doctors, and public healthcare services (Borja Albi, 2012). Consequently, the role of the patient in making medical decisions has been redefined. The doctor is no longer the sole decision-maker regarding the treatment to be followed. Instead, the doctor presents various options, and the patient makes the final decision in dialogue with healthcare professionals. This shift marks a move away from dominant paternalistic monolingualism towards dialogism (in the Bakhtinian theoretical tradition) or, in later conceptualisations, towards the perspective of dialogical knowledge construction and communication (Linell, 2009).

However, despite the significant and undeniable progress brought about by this paradigm shift and by the remarkable development of legislative and documentary standardisation, there is still no specific monitoring of the use of medical genres in clinical practice or of the consequences that their misuse could have for patients, health professionals or health service providers. In this project, the data obtained on one of the most important medical genres in clinical practice, the informed consent (IC) protocol, suggest that there has been no improvement in the effectiveness of its application in our health system, for two fundamental reasons: *a*) a lack of comprehensibility (Dubay, 2004; García-Izquierdo & Bellés, 2024; García-Izquierdo & Borja Albi, 2024; García-Izquierdo & Montalt, 2017; García-Izquierdo & Montalt, 2017; Maksymsky *et al.*, 2015; Pilegaard & Ravn, 2012), and *b*) a lack of time to administer it in accordance with the legal provisions in force in Spain (García-Izquierdo & Bellés, 2024).

Another factor we have identified is the need to enhance specific communication training for health professionals. This training should focus on quality and improving the appropriateness of communication in doctor-patient interactions (García-Izquierdo & Montalt, 2013; Montalt & García-Izquierdo, 2016*b*), particularly in its oral component, while always being supported by written documents.

Improving the training of medical writers and translators will involve the appropriation of the different standards and regulations regarding the formal, social and cognitive activity of particular genres in the social field of medicine and healthcare and their linguistic and social interactions (García-Izquierdo, 2016; Montalt & Shuttleworth, 2012), as well as the specific contents of the different medical specialisations and the legal consequences of their use. As early as 1998, Albin stated that:

> Health-care providers, in an effort to save time and assist patients, pro-
> duce instructional medical texts in-house, sometimes without any real
> written communication skills. When non-writers write instructional texts,
> essential background information and procedural steps may be omitted
> because they seem obvious to the author; data may be reduced to such
> an extent that the information is rendered incomprehensible to the lay
> person; technical terms may be left undefined or, in an effort to reach
> patients who are not highly literate, substituted with jargon or imprecise
> lay terms. As a result, countless hours are wasted every year at both ends
> of the writing/reading communication continuum producing documents
> which fail to convey information. (Albin, 1998: 117).

For this reason, over the past decade the Gentt research group has been carrying out research on the improvement of one of the most complex genres of the system—the IC protocol. The Hipocrates project specifically addressed the communicative interaction between healthcare professionals and patients in the IC process from a multidisciplinary perspective. In this article, we outline the legal and healthcare contexts of this investigation and the methodology used to achieve the proposed objectives. This study adopted a mixed methodology approach that combined: 1) the exploitation of monolingual and bilingual text corpora from the IC genre with the purpose of analysing and improving upon the writing and translation of these documents; 2) qualitative studies with medical professionals on the administration of IC with special emphasis on oral communication requirements, and the problems that arise, in the contexts of both monolingualism and bilingualism, which we find in many areas of Spain; 3) a comprehensive review of the legal requirements governing its administration; and 4) the use of role-plays, which helps in the design of protocols and instructional materials that health professionals can incorporate into their daily practice. In this contribution, we will provide a overview of the work completed, along with a description of the Textual Analysis Prototype (ProText-GENTT) and the Best Practice Guide developed for professionals working with IC protocols, as outcomes of this project.

1.2 INFORMED CONSENT: HEALTHCARE AND LEGAL CONTEXTS

IC has been defined as "the free, voluntary and informed consent of a patient, expressed in the full use of his or her faculties upon receiving adequate information, for an action affecting his or her health to take place." (Spanish Law 41/2002, of 14 November). As expressed in the legislation, IC is intended to protect and assist the patient in making an informed decision. In reality, however, the purpose of the genre is somewhat paradoxical; from how it seems to work in practice, it is rather about protecting health professionals and health institutions from potential legal consequences (García-Izquierdo, 2022; García-Izquierdo & Borja Albi, 2024; García-Izquierdo & Muñoz-Miquel, 2015; Muñoz-Miquel & García-Izquierdo, 2020).

The IC protocol is one of the most complex medical-legal genres. According to Borja Albi (2012: 167), this hybridization occurs in texts "in which medical concepts and legal concepts are combined […], or in medical texts that may have legal effects." In Borja Albi's classification of medical-legal texts (Borja Albi, 2012), IC falls under the category of "unilateral declarations of will", as the patient gives consent without receiving a promise or commitment in return from healthcare personnel. The patient consents and waives liability. Therefore, it is crucial that consent is given in an informed manner and meets all the procedural requirements provided by law.

As set out in Chapter IV of Spanish Act 41/2002 concerning the Respect and Autonomy of the Patient the clinical application of IC requires oral interaction and the written presentation of relevant information in the case of certain processes and interventions. Article 2 of the abovementioned Act states that: "All actions in the field of healthcare generally require the prior consent of patients or users". In 2016, the Collegiate Medical Organisation of Spain, through its Deontological Commission, drew up a Decalogue of Informed Consent aimed at professionals. It recognizes that, as a general rule, IC administration should be oral but should be supplemented with written consent when the proposed measures involve significant risk to the patient, potentially resulting in serious harm (2016: 2). This highlights the interdependence of oral and written modes (Montalt & García-Izquierdo, 2016a; Wright, 2012).

As we have evidenced, consent must be obtained after the patient has received adequate information. However, empirical data obtained in the Hipocrates research project show that the IC administration does not always meet these legal requirements. Often, the information provided, whether orally or in written form, is inadequate due to partial or complete incomprehensibility, as previously mentioned. Patients frequently need an intermediary to understand the content of written documents, but such assistance is not always available (García-Izquierdo & Bellés, 2024). Considering the deficiencies in the document's wording, we face a significant issue that can impact patient autonomy. Furthermore, this can lead to a lack of therapeutic adherence, resulting in inefficiencies within the health system.

1.3 HUMANISING COMMUNICATION: THE HIPOCRATES PROJECT

One of main the objectives of the *Healthy People 2030* (2020) report[2] is to eliminate health disparities, which have been described as asymmetries in a number of works by García-Izquierdo and Montalt (2013, 2022). In order to do this, it is necessary to humanise communication. In other words, communication needs to be restored to its primary role, following the dehumanisation of discourse that took place most notably in the twentieth century. Epstein *et al.* (2005) present four key concepts of patient-centred communication that the health professional should take into account in order to contribute to the humanisation of communication:

- Understanding the perspective of patients (needs, ideas and expectations)
- Understanding the patient as a unique individual in his or her psychosocial context
- Reaching a shared understanding of problems and their treatment in accordance with the patient's values: i.e. taboo subjects (García-Izquierdo & Montalt, 2022; Montalt & García-Izquierdo, 2016*b*)
- Helping patients share responsibility by involving them in choices about their health, to the extent that they wish to do so

According to Montalt (2021: 137), "The move towards a more holistic, comprehensive and inclusive model of medicine and healthcare, together with a burgeoning interest in ethic and values, is the main driving force behind the emergence and consolidation of the field of medical humanities, more recently also called 'health humanities'". The discipline of medical humanities offers a multidisciplinary perspective on the exploration and comprehension of the impacts of illness and disease on patients, healthcare professionals, and the communities where they reside and practice. In other words, a humanised/humanising approach

---

[2] Released by the U.S. Department of Health and Human Services (HHS) every decade since 1980, *Healthy People* identifies science-based objectives with targets to monitor progress and motivate and focus action. *Healthy People* has established benchmarks in order to identify nationwide health improvement priorities.

to the medical humanities will allow us to gain a better understanding of the contexts in which medical communication takes place. It will enable us to shed light on the role of the different agents involved, among which translators and mediators are undoubtedly to be found, as communication specialists and experts in the functioning of the textual genres that underpin such communication; and to answer questions that are key to patient-centred communication (and thus humanisation), as discussed by Epstein *et al.* (2005). The context of the medical humanities provides a significant framework for the research conducted by the Gentt group within the Hipocrates project which extends beyond mere data collection and analysis to generate meaningful insights that contribute to improving (humanising) the IC administration protocol.

1.3.1 Research objectives

The core objective of the project was to create online multilingual (Spanish and English) resources (Borja Albi & García-Izquierdo, 2016; García-Izquierdo & Borja Albi, 2024) with the aim of enhancing the comprehensibility of IC and, consequently, improving doctor-patient communication in the particular context of the Public Health Services of the Autonomous Region of Valencia. The project included two more primary objectives: the development of a Good Practice Guide and the training of future professionals in the administration of IC. Developing a Good Practice Guide can provide clear guidelines and best practices, helping to maintain consistency and quality in the IC process, paying special attention to the fluid and dynamic nature of the genre, to how hierarchies and power relations are manifested within it (Sarangi, 2010), to linguistic, terminological and conceptual aspects (communicability), social intentions (Bazerman, 2013; Orlinovski & Yates, 2002) and institutional and legal elements (the bioethical dimension). Training current and prospective health professionals, medical writers and translators is crucial for ensuring legal and ethical standards in healthcare communication and strengthening patient autonomy.

The aim was to improve the effectiveness of clinical practice and the training. The specific objectives of the project were the following:

1. To compile a multilingual (Spanish) representative corpus of ICs in written form, used for patients undergoing surgical intervention, or invasive diagnostic and/or treatment procedures in the Spanish healthcare context.
2. To compile an additional corpus of basic IC models that had been previously translated into English and were being used in Spain.
3. To conduct a formal analysis of the corpus documents by applying qualitative and quantitative analysis techniques that allow us to assess and improve their comprehensibility (typographical, linguistic and cognitive, etc.) from the patient's perspective.
4. In consultation with experts, to analyse the compliance of documents with current legislation and the recommendations of multidisciplinary commissions and bioethics committees in Spain.
5. To create databases of sample documents in the working languages and specialised glossaries for the use of translators and/or medical writers of this genre, from a multilingual perspective.
6. To design online access systems to these databases so that they can become part of the protocols of the health centres participating in the project.
7. To analyse the use and administration of the IC genre, in oral and written form, in the Spanish healthcare context by conducting field studies with patients and healthcare professionals. In previous projects the research was focused solely on oncology patients in two hospitals in the Autonomous Region of Valencia, whereas in this case we aimed to expand the number of medical specialities and the number of hospitals, increasing both the scope of action and the participating population.
8. To analyse, from the perspective of the medical humanities, the communicative power relations (ideology) established between participants in the IC administration process on the basis of these field studies, using role-plays as a tool for generating protocols for the practice and training of future health professionals.
9. To share results with stakeholders (translation students, medical students, medical translators and/or writers, health professionals, mediators and interpreters in the hospital context, etc.) with the objective of improving efficiency in the public health system.
10. To generate a virtual platform with all the information resulting from the abovementioned objectives, in order to provide all stake-

holders with access to the results and products of the project under optimal usability conditions: multilingual document management databases; Good Practice Guide with clear guidelines and best practices for IC administration; recommendations and analysis of the results of the field study, and the theoretical reflection underpinning the research.

1.3.2 Research design

In order to achieve these objectives, we used a mixed methodology approach, combining qualitative and quantitative techniques to determine the needs for improving communication between professionals and patients in the use of IC in different hospitals in the Spanish Public Health System, with a specific focus on the Autonomous Region of Valencia. The aim was to carry out a methodological triangulation of the different results and thus obtain a more comprehensive view.

In addition to the in-depth literature review, we carried out a (formal and descriptive) textual analysis of the corpus documents that allowed us to assess their (typographical, linguistic and cognitive, etc.) comprehensibility. We performed a comprehensive analysis of the legislation applicable at the European and international levels, as well as at the national level within Spain and its autonomous communities. We also used qualitative techniques such as interviews, surveys and focus groups with medical professionals, legal and bioethics specialists, and patients, to assess their perception of the IC administration process and its compliance with legal requirements. Furthermore, we used role-plays as a method to generate protocols for the practice and training of future health professionals.

The research design was thus established upon four approaches to the object of the study:

1.3.2.1 *Textual analysis*

As outlined by García-Izquierdo and Borja Albi (2024), the team compiled a trilingual corpus (Spanish, Catalan and English) of ICs, comprising 1343 texts. Google Drive was chosen to store the corpus. The ICs that were to form part of the corpus were added to the main folder and a database was created (in Google Sheets) which encompassed all the elements constituting the corpus and provided a detailed description of the texts in it. Furthermore, drawing from the compiled corpus and leveraging insights from previous projects involving corpora (Borja Albi & García-Izquierdo, 2008, 2015, 2016; García-Izquierdo & Borja Albi, 2009), we conducted a quantitative and qualitative analysis. This analysis empirically identified elements that hinder the comprehension and readability of this textual genre, thereby substantiating the necessity for optimized and easily understandable ICs. It is noteworthy that, alongside traditional corpus analysis techniques, we employed artificial intelligence (AI) methodologies. This approach resulted in the development of a proprietary morphosyntactic analyser, ProText-GENTT. This tool is designed to evaluate medical consents in terms of their readability and comprehensibility. Currently, ProText-GENTT is accessible exclusively to members of the Gentt group, pending its registration with the Intellectual Property Registry.

1.3.2.2 *Legal perspective*

In contrast to other European countries, in Spain there is no established tradition of good practice guidelines that are applicable to the entire public health system, either in the Autonomous Region of Valencia or in Spain as a whole. However, from the 1990s onwards there has been an intensification and institutionalisation of ethical discourse in research and scientific education (López Calera, 2000) and with the rise of the field of bioethics, demands have been made for the comprehensibility of information by the patient (to include the citizen-user and client, not only the person with an illness) and the process of legal regulation of the use of IC began:

- The Spanish Agency for Medicine and Health Products (AEMPS), 1997 (protocol for IC)
- Article 10 of Law 3/2001, of 28 May, Regulating IC (parts of the protocol)
- Law 41/2002, of 14 November, Regulating Patient Autonomy and Rights and Obligations Regarding Clinical Information and Documentation

- Royal Decree 223/2004, of 6 February, Regulating Clinical Drug Trials
- Decalogue of Informed Consent. 2016. Central Deontological Commission of the Collegiate Medical Organisation of Spain (in development of Law 41/2002 on Patient Autonomy)

In the field of bioethics, the current social reality presents significant moral and legal dilemmas that have forced legislators to make a great effort to modernise and adapt the law to this new social reality. Intense international legislative activity in areas such as cloning, abortion, sex reassignment, organ transplantation, patient rights, guidelines for the development and approval of new drugs, the financing, organisation and quality of health services; and the mechanisms to exercise and regulate the rights of providers and recipients of these services has given way to an exponential increase in national, European and international legislative instruments (Borja Albi, 2012: 169).

Within the framework of the Hipocrates project, we concentrated on the legislation governing the drafting and administration of IC. This textual genre plays a crucial role as a democratizing element in clinical communication and as a guarantor of the principles of patient autonomy and the right to information. The Hipocrates project website provides a comprehensive list of all current legal provisions that regulate patient autonomy, as well as patient rights and obligations concerning clinical information and documentation in Spain. International legislation is presented in a table where the various legal instruments are listed in chronological order (https://hipocratesgentt.uji.es/docs/legal/gt-legal -otros-instrumentos).

Spanish legislation is displayed through an interactive map, developed from a comprehensive corpus that integrates all legal provisions regulating patient autonomy, as well as rights and obligations related to clinical information and documentation in Spain (https://hipocratesgentt.uji.es/ mapa/). The drop-down menu allows users to filter by subject and geographical criteria. It is important to note that Spain is governed at the state level by Act 41/2002, of 14 November, which regulates patient autonomy and rights and obligations regarding clinical information and documentation. However, it was necessary to identify and compile the relevant general health laws and regulations for each autonomous region, as health competences are transferred to the autonomous communities in Spain. This map also includes legislation on last wills and regulatory provisions more tangentially related to IC, such as legislation on LG-BTI+ rights.

In total, we identified 46 regulatory texts enacted between 1993 and 2019, with 42 of them being Acts of Parliament. Regulatory texts addressing the rights and guarantees of individuals at the end of their lives began to emerge in 2007, with the most recent legislation enacted in 2018. Regarding laws regulating LGBTI+ rights, the first was enacted in 2016, with the most recent in 2018.

1.3.2.3 *Socio-professional approach*

To enhance the comprehensibility of the texts and design training for (future) professionals, the Gentt research group conducted qualitative research using focus groups and surveys with field professionals. In accordance with the guidelines set forth by García-Izquierdo *et al.* (2021) and García-Izquierdo and Bellés (2024), focus groups and surveys with health professionals were organized to gather qualitative data on the needs and shortcomings of IC across four different areas:

- administration procedure
- comprehension
- patient attitudes
- linguistic aspects

Additionally, surveys were administered to patients to gather their perspectives on IC within a hospital setting and on the model optimized by our team. The plan, upon obtaining these results, was to triangulate them with data from research conducted with patients concerning their understanding regarding their understanding of IC.

The survey for healthcare professionals (specifically doctors and nurses) was distributed in several phases. Initially, a pilot survey was created based on previous research findings, and its validity was tested with five doctors and five nurses. Based on these results, the survey was distributed as a pilot study among healthcare professionals in the province of Castellón and around 70 responses were collected. This initial phase laid the groundwork for developing the final survey, which was managed using *Qualtrics* software and distributed via mail, mobile phone, and QR codes throughout the Autonomous Region of Valencia. The survey reached hospitals, health centers, associations, and partners. Based on the analysis of the results, a document titled *Guía de buenas prácticas para la administración del Consentimiento Informado* (A Guide to Good Practice for the Provision of Informed Consent) was created. This guide is available on the project's website, https://hipocratesgentt.uji.es/.

1.3.2.4 *Teaching guidelines*

The processes of oral, written, and multimodal interaction between patients and healthcare professionals are crucial for understanding and enhancing communication in clinical settings. Our pedagogical proposal focuses on contexts that require the use of IC, given their frequent occurrence and communicative and ethical complexity. We propose a method for staging particularly complex IC situations through a series of highly realistic role-plays (scripted or semi-scripted simulated interactions). These role-plays were examined, agreed upon, and developed by a multi-disciplinary working group comprising doctors, translation/interpreting and multilingual communication specialists, actors, and patients.

This method consists of various stages: rehearsal, staging, external and internal observation process, feedback, proposals for improvement and new and improved staging. In addition to the face-to-face method, we have created a series of videos of mediated situations and related pedagogical material, to be adapted for use in the teaching of medicine, nursing, and translation and interpreting (see the Hipocrates website).

Based on the socio-professional studies conducted within the framework of the Hipocrates project, and with the help of experts (medical professionals and professional actors), a series of role-plays were recorded on video in order to contribute to the improvement of communication between health professionals and patients and to raise awareness among future professionals at universities (Montalt *et al.*, 2024). Moreover, as supplementary material to these videos, monolingual and multilingual audiovisual resources and educational activities are currently being designed (Muñoz-Miquel *et al.*, 2024). These resources will be made available on the Gentt research group website (www.gentt.uji.es). The team is also developing online and tailor-made courses on health communication, as part of a new project on the area of patient communication. These courses are aimed at training health, communication, and translation professionals.[3]

1.4 RESULTS AND PROJECT CONTRIBUTIONS

The most significant achievement of this project has been the development of resources aimed at enhancing communication and promoting patient autonomy. This progress is grounded in research on the IC genre, a crucial element in the doctor-patient relationship that addresses significant medical, ethical, and legal issues. As linguists and translators, we have paid particular attention to the linguistic, terminological and conceptual aspects of the texts under analysis. We have also considered the context in which these texts were created, addressing the socio-cultural, institutional, and legal issues associated with the genre. This has led to several outcomes: the creation of a multilingual corpus of ICs, from which glossaries, terminology reports, and comprehensibility level tests have been developed; conducting surveys, interviews, and focus groups with stakeholders to analyze the practical application and readability of ICs (García-Izquierdo & Borja Albi, 2024); an examination of legislation at both national and regional (autonomous community) levels, along with comparisons to other health systems (Martínez-Carrasco & Ordóñez-López, 2023); and the production of recorded role-plays based on real-life consultations (Muñoz-Miquel *et al.*, 2024), informed by the results of corpus analysis, interviews, and focus groups (García-Izquierdo & Bellés, 2024). All the resources mentioned, along with a curated selection of recommended literature, are accessible on the Hipocrates online platform (https://hipocratesgentt.uji.es).

This platform is tailored for various professional groups, including doctors, nurses, editors, translators, ethics committees, and patient associations, and it consolidates resources in three languages: Spanish, English and Catalan. Spanish is the vehicular language of doctor-patient

---

[3] La mejora de la comunicación clínica en la Comunidad Valenciana. Orientaciones para la adaptación del diseño curricular en el ámbito universitario en Ciencias de la Salud. (CIAICO/2022/032).

communication in public hospitals (alongside the regional language, in this case Catalan) and English is present as the lingua franca. The language of navigation is Spanish, although the platform has multilingual architecture and could easily be extended to include more languages. Alongside our research, we view the establishment of a network of contacts among various stakeholders as a significant achievement. These stakeholders have continuously informed our work through dialogue, helping us understand their needs. We hope that the outcomes of this project will lead to improved relationships within the medical field and, consequently, a more efficient public health system. We hope that this project will serve:

- To improve doctor-patient communication in the contexts where the IC genre is used in the health system of the Autonomous Region of Valencia, with the potential for application in other geographical areas.
- To optimize the use of public resources allocated by the health system, ensuring compliance with legal requirements regarding the right to information.
- To connect all parties involved in doctor-patient communication, thereby enhancing working practices through mutual understanding.
- To improve the comprehensibility of ICs in the two working languages of the project: Spanish and English.
- To enhance clinical practice by promoting patient autonomy and ensuring compliance with current legislation concerning the rights and obligations related to clinical information and documentation.
- To improve the training of future healthcare professionals and medical translators, as well as improve professional practice, through the tools developed by the project for document management, analysis and consultation of ICs.
- To bridge the gap between the academic and professional worlds by transferring technology developed by the research group for managing expert document management systems.

Biomedical science is advancing at an unprecedented pace, offering increasingly sophisticated solutions for the prevention, diagnosis, and treatment of illnesses. To achieve holistic patient wellbeing and shared responsibility in their treatment process, these advancements must be accompanied by appropriate communication strategies. In multilingual and multicultural contexts, communication becomes even more crucial. One of the premises of this investigation has been to promote and facilitate culturally relevant, empathetic, and comprehensible communication in each patient's mother tongue. The path to accessibility, inclusiveness, and ultimately social justice in medicine and healthcare requires rethinking and developing humanized, people-centered communication. The university education of future healthcare, translation, and interpreting professionals, who will one day work for the health and wellbeing of patients, is undoubtedly a key area of focus to bring about significant and systemic improvements.

REFERENCES

Albin, V. (1998). Translating and formatting medical texts for patients with low literacy skills. In H. Fischbach (ed.), *Translation and Medicine* (pp. 117-129). John Benjamins.

Bazerman, C. (2013). Genre as social action. In M. Handford & J. P. Gee (eds.), *The Routledge Handbook of Discourse Analysis* (pp. 226-238). Routledge.

Borja Albi, A. (2012). Aproximación traductológica a los textos médico-jurídicos. *Panace@ Revista de Medicina, Lenguaje y Traducción*, 12(36), 167-175.

Borja Albi, A., & García-Izquierdo, I. (2008). A multidisciplinary approach to specialized writing and translation using a genre based multilingual corpus of specialized texts. *LSP and professional communication* (formerly Unesco Alsed-LSP Newsletter). DSFF, 39-64.

Borja Albi, A., & García-Izquierdo, I. (2015). Corpus-based Knowledge management systems for specialized translation: bridging the gap between theory and professional practice. In M. Teresa Sánchez Nieto (ed.), *Corpus-based Translation and Interpreting Studies: From description to application* (pp. 191-211). Frank & Timme.

Borja Albi, A., & García-Izquierdo, I. (2016). Web-based tools and resources for legal translators: the JudGENTT translation-oriented glossaries for criminal courts translators. *Onomazéin. Revista de Lingüística, Filología y Traducción*, 33, 226-250.

Dubay, W. H. (2004). *The Principles of Readability*. Impact Information.

Epstein, R. M., Frank, P., Fiscella, K., Shields, C. G., Meldrum, S. C., Kravitz, R. L., & Duberstein, P. R. (2005). Measuring Patient-Centered Communication in Patient-Physician Consultations: Theoretical and Practical Issues. *Social Science and Medicine*, 61, 1516-1528.

García-Izquierdo, I. (2016). At the Cognitive and Situational Interface: Translation in Healthcare Settings. *Translation Spaces 5*(1), 20-37.

García-Izquierdo, I. (2022). Metadiscourse in informed consent: Reflections for improving writing and translation. *GEMA Online® Journal of Language Studies*, 22(4), 161-185.

García-Izquierdo, I., & Bellés, B. (2024). Improving clinical communication: a qualitative study on the informed consent. *Revista de Lingüística y Lenguas Aplicadas*, 19, 1-13.

García-Izquierdo, I., Bellés, B., & Moro, M. (2021). Estudio para la mejora en la comunicación del consentimiento informado: la perspectiva de los profesionales sanitarios. In VII Congreso Internacional de Contextos Clínicos y de la Salud (CICCS), Universidad de Murcia.

García-Izquierdo, I., & Borja Albi, A. (2009). La gestión de la documentación multilingüe en entornos profesionales: propuesta de formalización. *LYNX, Panorámica de Estudios lingüísticos*, 8, 1-27.

García-Izquierdo, I., & Borja Albi, A. (2024). La comunicación en contextos de salud: generación de recursos tecnológicos multilingües para la mejora de la eficacia comunicativa del Consentimiento informado. *Cadernos de Tradução*, 44(1), 1-17. https://doi.org/10.5007/2175-7968.2024.e95347

García-Izquierdo, I., & Montalt, V. (2013). Equigeneric and Intergeneric Translation in Patient-Centred Care. *Hermes - Journal of Language and Communication in Business*, 51, 39-51.

García-Izquierdo, I., & Montalt, V. (2017). Understanding and enhancing comprehensibility in texts for patients in an institutional health care context in Spain: A mixed method analysis. *RESLA*, 30(2), 592-610.

García-Izquierdo, I., & Montalt, V. (2022). Cultural Competence and the Role of the Patient's Mother Tongue: An Exploratory Study of Health Professionals' Perceptions. *Societies*, 12(2), 53.

García-Izquierdo, I., & Muñoz-Miquel, A. (2015). Los folletos de información oncológica en contextos hospitalarios: la perspectiva de pacientes y profesionales sanitarios. *Panace@ Revista de Medicina y Traducción*, 16(42), 225-231.

Linell, P. (2009). *Rethinking Language, Mind, and World Dialogically.* Information Age Publishing.

López Calera, N. (2000). *Introducción a los derechos humanos.* Comares.

Maksymski, K., Gutermuth, S., & Hansen-Schirra, S. (eds.) (2015). *Translation and Comprehensibility.* Frank & Timme.

Martínez-Carrasco, R., & Ordóñez-López, P. (2023). Consentimiento informado en la comunicación médico-paciente: análisis crítico del marco legislativo. *Hermes - Journal of Language and Communication in Business*, 63, 99-117.

Montalt, V. (2021). Medical humanities and translation. In *The Routledge Handbook of Translation and Health* (pp. 130-148). Routledge.

Montalt, V., & García-Izquierdo, I. (2016*a*). Exploring the link between the oral and the written in patient-doctor communication. In P. Ordónez-López & N. Edo-Marzá (eds.), *Medical Discourse in Professional, Academic and Popular Settings* (pp. 123-237). Multilingual Matters.

Montalt, V., & García-Izquierdo, I. (2016*b*). ¿Informar o comunicar? Algunos temas emergentes en comunicación para pacientes. *Panace@. Revista de Medicina y Traducción*, 17(44), 81-84.

Montalt, V., Muñoz-Miquel, A., & Markey, A. (2024). El uso de métodos dramatúrgicos para la adquisición de competencias comunicativas por parte de intérpretes y mediadores en entornos médico-sanitarios. In II Congreso Internacional Traducción y Sostenibilidad Cultural. Retos y nuevos escenarios, Salamanca.

Montalt, V., & Shuttleworth, M. (2012). Research in translation and knowledge mediation in medical and healthcare Settings. *Linguistica Antwerpiensia*, New Series-Themes in Translation Studies, 11, 9-29.

Muñoz-Miquel, A., & García-Izquierdo, I. (2020). El consentimiento informado y la comunicación centrada en el paciente: reflexiones desde la perspectiva de profesionales sanitarios y pacientes. In *Translatum nostrum: la traducción y la interpretación en el ámbito especializado* (pp. 137-151). Comares.

Muñoz-Miquel, A, Moro, M., & Montalt, V. (2024). La dramaturgia como herramienta pedagógica para mejorar las competencias comunicativas de intérpretes y profesionales sanitarios en contextos clínicos: un estudio de caso. In XI Congreso Internacional de la AIETI: Indarra: la fuerza de la traducción y la interpretación. Universidad del País Vasco.

Organización Médica Colegial (2016). *Decálogo del Consentimiento Informado.* Consejo General de Colegios Oficiales de Médicos.

Orlikovski, W., & Yates, J. (2002). Genre Systems: Structuring interaction through Communicative Norms. *Journal of Business Communication*, 39(1), 13-35.

Pilegaard, M., & Ravn, H. B. (2012). Readability of patient information can be improved. *Danish Medical Journal*, 59(5), A4408.

Sarangi, S. (2010). Reconfiguring self/identity/status/role: The case of professional role performance in healthcare encounters. *Journal of Applied Linguistics & Professional Practice*, 7(1), 75.

Secretary's Advisory Committee on National Health Promotion and Disease Prevention Objectives for 2030 (2020). *Healthy People*. U.S. Department of Health and Human Services (HHS). https://www.cdc.gov/nchs/healthy_people/publications.htm

Spain (2002). Ley 41/2002, de 14 de noviembre, básica reguladora de la autonomía del paciente y de derechos y obligaciones en materia de información y documentación clínica. (*Spanish Act 41/2002 concerning the Respect and Autonomy of the Patient*). https://www.boe.es/buscar/pdf/2002/BOE-A-2002-22188-consolidado.pdf

Spain (2004). Real Decreto 223/2004, de 6 de febrero, por el que se regulan los ensayos clínicos con medicamentos. (Royal Decree 223/2004, of February 6, regulating clinical trials with medicinal products) http://www.boe.es/buscar/doc.php?id=BOE-A-2004-2316

Wright, D. (2012). Redesigning Informed Consent Tools for specific Research. *Technical Communication Quarterly*, 21, 145-167.

CAPÍTULO 2. LA ALIANZA DE LAS HUMANIDADES Y LA MEDICINA A TRAVÉS DE LA TRADUCCIÓN SOCIAL

Ingrid Cobos López
Universidad de Córdoba
ORCID: 0000-0002-3476-1225

RESUMEN: En los últimos años hemos observado un interés creciente en proyectos de investigación en medicina y humanidades centrados en cuidar y humanizar la atención sanitaria desde distintas perspectivas y con líneas independientes entre sí. Sin embargo, esta tendencia no es novedosa ya que, en los años sesenta, en el contexto anglosajón, se creó un movimiento denominado Humanidades Médicas cuyo objetivo era la humanización para la salud. De este modo, en las facultades de Medicina se concibieron programas formativos en los que existía cierta intersección entre la medicina y las humanidades. Sin embargo, no ha sido hasta esta década, cuando se han generado proyectos de humanización en los que se fusionan la medicina, la traducción y el arte, y todo ello, bajo el paraguas de las *nuevas* humanidades médicas. En el presente trabajo, analizaremos cómo es posible esta combinación, y cuál es la función de las humanidades, y en este caso, de la traducción social, dentro de estos proyectos.

PALABRAS CLAVE: humanidades; medicina gráfica; traducción social; lenguaje claro; comunicación médico-paciente.

ABSTRACT: In recent years, there has been a growing interest in research projects in Medicine and Humanities focused on caring for and humanizing healthcare from various perspectives. This trend is not new; in the 1960s, the Anglo-Saxon context saw the creation of a movement called medical humanities, aimed at humanizing healthcare. In medical schools, training programs were developed, integrating medicine and the humanities. However, it has only been in this decade that projects focusing on humanization have emerged, where Medicine, Translation, and Art converge under the umbrella of the "new" medical humanities. This paper will analyze how this combination is possible and the role of the humanities, including social translation, within these projects.

KEYWORDS: humanities; graphic medicine; community translation; plain language; doctor-patient communication.

2.1 INTRODUCCIÓN

Según el informe publicado por la Organización Mundial de la Salud (en adelante, OMS) en 2020, «las enfermedades no transmisibles representan ya 7 de las 10 principales causas de muerte en el mundo»,[1] lo que significa que más de cuarenta y un millones de personas mueren anualmente a causa de este tipo de enfermedades. Esto pone de manifiesto la necesidad de ocuparse de la prevención y el tratamiento de enfermedades tales como las cardiopatías, el cáncer o la diabetes; cuestiones sobre las que ya han advertido tanto la OMS, como las Naciones Unidas, al incluir la prevención y el tratamiento de estas enfermedades en la agenda de los Objetivos de Desarrollo Sostenible (en adelante, ODS).[2]

Asimismo, y en este sentido, la OMS resalta la participación y el empoderamiento del paciente como parte del proceso «mediante el cual las personas adquieren un mayor control sobre las decisiones y acciones que afectan a su salud».[3] Como paciente, puedo afirmar, que solo puedes tener control sobre tu salud y tus decisiones si recibes información válida y precisa de una forma comprensible; y, para ello, el acceso a la información y el modo en que esta se transmite son aspectos clave y necesarios si, además, pretendemos humanizar los contextos en los que se tratan estas cuestiones. Sin embargo, en la actualidad existe cierta falta de humanización en distintos ámbitos (García-Izquierdo, 2022; Sánchez González, 2017). Por este motivo, la humanización en el sector sanitario resulta aún más significativa, ya que la vulnerabilidad y el sufrimiento son innatos al proceso de una enfermedad (Cobos López, 2021*a*, 2021*b*; García-Izquierdo, 2022; Navarro, 2015; Waitzkin, 1984).

Teniendo en cuenta todo lo anterior, en los años sesenta, surge el concepto *humanidades médicas* (Sánchez González, 2022) que se ha abordado

---

[1] Véase: https://www.who.int/news/item/09-12-2020-who-reveals-leading-causes-of-death-and-disability-worldwide-2000-2019
[2] Véase ODS 3.4: «Para 2030, reducir en un tercio la mortalidad prematura por enfermedades no transmisibles mediante la prevención y el tratamiento y promover la salud mental y el bienestar». Relacionados con estas dos cuestiones, y con el objeto de estudio del presente trabajo, cabe mencionar, igualmente, aquellos ODS relacionados con la igualdad, la justicia social o lingüística y garantizar en el acceso a la información. Disponible en: https://www.un.org/sustainabledevelopment/es/health/
[3] https://iris.who.int/bitstream/handle/10665/350161/9789240038349-eng.pdf?sequence=1

desde distintos enfoques y que apuesta por la fusión de la medicina y las humanidades y se relaciona con otras nociones como la de humanización en salud (González Blasco y Janaudis, 2017 o Rueda Castro *et al.*, 2018) o la de alfabetización en salud (Falcón Romero y Ruíz Cabello, 2012; OMS, 2023).

Por todo ello, si tenemos en cuenta el enfoque aditivo (Sánchez González, 2017) de las humanidades médicas, consideramos que nuestra área de conocimiento desempeña un papel decisivo en la consecución de todos estos objetivos ya que, basándose en nuestras investigaciones, pueden ocuparse de la difusión o popularización del conocimiento (Cobos López, 2022; Galán Rodríguez, 2003; Sagan, 1996) a través de textos multimodales en los que los conceptos más especializados pueden traducirse y simplificarse al mismo idioma o a otros, y dibujarse mediante ilustraciones u otros formatos ajustados al público objetivo (Cobos López, 2021*b*; García-Izquierdo y Muñoz Miquel, 2015; Zethsen, 2009). Es aquí donde cobra un significado especial el concepto de *traducción social* (Cobos López, 2019, 2021*b*) que, apoyándose en una serie de estrategias ya existentes como las que ofrece la medicina gráfica,[4] los procesos de desterminologización o la traducción intergenérica, intralingüística o la transcreación, entre otros, pueden transformar y adaptar el conocimiento científico, en este caso, el relacionado con la salud, a un formato y con un lenguaje comprensible y cercano para los pacientes.

Por todo lo anterior, en el presente trabajo pretendemos demostrar que es necesaria esta alianza entre la medicina y las humanidades para humanizar la salud. Para ello, son objetivos de este trabajo:

- Delimitar el concepto de *humanización* en salud y contextualizarlo
- Revisar el estado de la cuestión de los proyectos de humanización en la actualidad
- Profundizar en el concepto de *traducción social* y en las estrategias para adaptar textos especializados para pacientes
- Mostrar el proceso de adaptación de un artículo científico

---

[4] El uso de cómics, infografías e ilustraciones —medicina gráfica— en contextos sanitarios ha demostrado ser una herramienta crucial para la comunicación médico-paciente (Green, 2015; Green y Myers, 2010; Williams, 2007) y para ayudar a los pacientes y a sus familias a sobrellevar y entender sus enfermedades.

2.2 LA HUMANIZACIÓN, ¿UN CONCEPTO NUEVO?

El *Diccionario de la Real Academia*[5] define el significado del término *humanización* como la 'acción y efecto de humanizar o humanizarse', y este último como 'hacer humano, familiar y afable a alguien o algo'. Por su parte, el diccionario de María Moliner[6] lo define como 'hacer una cosa más humana, menos cruel, menos dura para los hombres'; cuestiones que tratamos de llevar a la práctica en nuestro proyecto ofreciendo materiales en formatos más *amables* con información clara y accesible para pacientes y ciudadanos. A su vez, y desde el punto de vista de la bioética, Bermejo Higuera (2017) afirma que humanizar una realidad significa hacerla digna de la persona humana, es decir, hacerla coherente con los valores que percibe como peculiares e inalienables, que lo relaciona con una dignidad de la que no se nos puede privar como seres humanos. En cambio, Ortega y Gasset (1965: 165) lo relacionó con el comportamiento y lo situó en un momento histórico concreto definiéndolo como «ciertos sistemas de comportamiento humanos que se consideraban ejemplares y al que las personas de la época helénica creían haber llegado». El filósofo pone el foco de atención en el comportamiento y el trato que se da a otras personas, por lo que este concepto adquiere un mayor valor no solo en cuanto a la comunicación en sí misma, sino con respecto a las relaciones interpersonales.

Esta interacción se establece, así, como un pilar fundamental en nuestra labor. El lenguaje es la base de nuestra humanidad, tal y como igualmente se afirma desde otras disciplinas como la antropología, la psicología y la lingüística; somos seres sustancialmente comunicativos que utilizan un sistema complejo de signos y símbolos con significado e interpretación. Por todo lo anterior, consideramos que humanizar significa tratar al prójimo de un modo amable e inclusivo dentro del entramado de la comunicación y la comprensión mutua, sin importar el contexto. La humanización en el ámbito médico y de la salud se entiende, en este sentido, como una cualidad relacional enraizada en las interacciones sociales entre profesionales de la salud y pacientes, basadas en las características propias de la condición humana. Sin embargo, no podemos olvidar que

[5] Véase: www.rae.es
[6] Disponible en: http://mariamoliner.com

la interpretación de estos condicionantes puede variar significativamente entre la perspectiva del paciente y la del profesional de la salud.

De este modo, pretendemos profundizar en esta cuestión y, para ello, abordaremos el concepto de *humanización*, tanto desde un enfoque histórico, como transversal. A este respecto, podemos afirmar que esta noción ha sido estudiada desde distintas perspectivas, tales como la humanización de las ciudades (Galí Espelt, 2005; Gehl, 2006; Vázquez, 2021 o Villacis, 2023), la humanización tecnológica (Herrera, 2017; Saavedra Torres, 2015 o Viteri Basante, 2011), la humanización en la educación (Bermello-Murillo *et al.*, 2023; Ricci, 2015 o Rodríguez-Villegas, 2017) y la humanización en salud, entre otras. Esta última, se ha tratado desde dos puntos de vista principalmente, el sanitario (Bermejo Higuera, 2017; González Blasco y Janaudis, 2017 o Reginato *et al.*, 2017) y el humanista (Cobos López, 2021*a*, 2021*b*; García-Izquierdo y Borja Albi, 2024; Ullán y Manzanera, 2009). Si indagamos en cualquier base de datos académica, observaremos que esta última ha aumentado significativamente sobre todo en los últimos años. Sin embargo, no se trata de un concepto nuevo, sino que viene de una tradición histórica y relacionada con las humanidades médicas.

2.2.1 Definiciones e historia: ¿humanidades médicas?

Las humanidades médicas o *medical humanities* se establecen en los años sesenta como un campo de trabajo e investigación interdisciplinar muy fructífero y del que se han ocupado, principalmente, desde el ámbito de las Ciencias de la Salud. En este sentido, el *Health Humanities Consortium* (2021)[7] las define como:

> Health/Medical Humanities is a broad, transdisciplinary field that unites practicing health professionals, traditional humanities scholars, artists, writers, and humanities and social science students, as well as pre-health and health professions students. The Health/Medical Humanities explores the human condition and its intersection with health, illness, and healing through the lens of the humanities and its methodologies as a means of interrogating the history and culture of medicine; exploring

---

[7] https://healthhumanitiesconsortium.com/publications/hhc-toolkit/

embodiment, selfhood, and sociality; and preparing aspiring professionals in health-related fields to be discerning participants in the healthcare arena and astute, caring advocates for those they serve.

De este modo, sientan las bases de una tradición que, según estos autores, se inició en 1910 (Bates *et al.*, 2014) y que adquirió su máximo esplendor en los años cincuenta y sesenta. El término *medical humanities* fue acuñado por Georg Sarton en 1947 en los Estados Unidos. A partir de esa fecha, distintas facultades de Medicina del país, gracias al movimiento del National Endowment for the Humanities (NEH), comenzaron a financiar e introducir programas de humanidades médicas en los estudios de medicina. Así, además de los programas formativos, se crearon revistas, departamentos y consorcios que se han encargado de promover este campo interdisciplinar a lo largo de estos últimos años. En este sentido, autores como Batistaou *et al.* (2010) o Hooker (2008) centran sus investigaciones en delimitar el concepto y aplicarlo a la docencia de las carreras de Ciencias de la Salud, con el objetivo de formar a los futuros profesionales sanitarios con un enfoque más humanista. Sin embargo, no existe un consenso en cuanto al significado del mencionado humanismo centrado en la medicina, y hoy en día existen dos enfoques principales que se encargan de su delimitación. Por una parte, encontramos aquellas perspectivas que son aditivas y tratan de complementar la ciencia médica con los aportes de las humanidades sin que se fusionen; y, por otra parte, las que son integradas y se ocupan de reformular los conocimientos y finalidades de la propia medicina con un enfoque centrado en la comprensión del ser humano (Sánchez González, 2017). Para Sánchez González (2022: 3):

> Las nuevas humanidades médicas constituyen un campo interdisciplinar en el que concurren las *humanidades clásicas*, como la historia, la filosofía, la ética y la religión; *ciencias sociales* contemporáneas, como la antropología, los estudios culturales, la psicología y la sociología, y *artes,* que incluyen la literatura, el teatro, el cine y las artes visuales. Todas pretenden ser aplicadas a la educación y al perfeccionamiento de la práctica médica.[8]

---

[8] Consideramos que esta definición y la anterior son las que mejor se ajustan a nuestro trabajo debido a la visión integrada que ofrecen de ambas disciplinas.

Del mismo modo, el autor (2017) considera que, junto al resurgir de este movimiento o campo de investigación, comienzan a emerger otros conceptos relacionados dentro de la formación de los profesionales sanitarios. Esto es debido, principalmente, a la preocupación imperante en la época sobre el momento de deshumanización existente en el sector sanitario y el modelo médico-científico imperante en la época en la que no (2017: 213) «se preparaba a los profesionales para comprender adecuadamente, atender íntegramente y cuidar humanamente a los pacientes». Con el objetivo de mejorar esta situación, dentro del ámbito médico se puso el foco de atención en la educación y, en concreto, en la humanización en salud. ¿Pero qué es exactamente la humanización en salud? Se trata de un concepto que está generando mucha expectación en la actualidad y sobre el que no existe un único posicionamiento.

En este sentido, desde este mismo ámbito, autores como González Blasco y Janaudis (2017: 111-112) consideran que el «humanismo es, antes que nada, tener presente de modo práctico y real que el objeto de la actuación médica es un ser humano, una persona, aquella persona, única e irrepetible», por eso, para ellos, (2017: 112) «cultivar las Humanidades no es un apéndice cultural, o un hobby, sino una verdadera necesidad, como lo son también los diversos saberes técnicos actualizados». A este respecto, Rueda Castro *et al.* (2018) afirman que el juramento hipocrático orienta la práctica médica hacia una atención oportuna y de calidad, previniendo la crueldad y el sufrimiento. Humanizar, por lo tanto, conlleva tener en cuenta la igualdad ética de todas las partes intervinientes en el acto médico poniendo la atención en los más vulnerables. De este modo, se defienden los derechos del paciente y se refuerza su capacidad de decisión con información clara, empoderándolo y dándole las herramientas necesarias para gestionar su salud, aspectos clave en nuestra investigación.

Todas estas ideas, aunque de forma más breve, se han abordado igualmente a partir de la noción de *alfabetización en salud*, derivada del término inglés *health literacy*. Este concepto, que ha ganado reconocimiento en la comunidad científica desde los años setenta, la OMS[9] lo define como las habilidades necesarias para acceder a la información que ayuda a mantener una buena salud:

---

[9] Disponible en: https://www.sanidad.gob.es/gl/areas/promocionPrevencion/promoSaludEquidad/equidadYDesigualdad/glosario/docs/glosario.pdf

> La alfabetización para la salud supone alcanzar un nivel de conocimientos, habilidades personales y confianza que permiten adoptar medidas que mejoren la salud personal y de la comunidad, mediante un cambio de los estilos de vida y de las condiciones personales de vida. De esta manera, la alfabetización para la salud supone algo más que poder leer un folleto y pedir citas. Mediante el acceso de las personas a la información sanitaria, y su capacidad para utilizarla con eficacia, la alfabetización para la salud es crucial para el empoderamiento para la salud.

Este enfoque, al igual que sucedía con el concepto anterior, ha sido investigado por diversos autores y aún no se ha llegado a un consenso en su delimitación (Falcón Romero y Ruiz-Cabello, 2012), aunque, en lo que a nuestro trabajo respecta, se trata de la definición más adecuada ya que apunta al acceso a la información y la capacidad de discernir entre las diferentes fuentes disponibles para los ciudadanos.

2.2.2 ¿Cómo se aplican estos conceptos? Proyectos de humanización en salud

Una vez delimitados los conceptos clave, pretendemos revisar el abordaje de la humanización en la práctica sanitaria. De este modo, si estudiamos estos conceptos desde una perspectiva humanista, encontramos un número menor de investigaciones que poco a poco están aumentando. Quizás, la relación entre el arte y la medicina es uno de los binomios que más se han investigado. Para Ullán y Manzanera (2009: 124), centrándose en el papel que puede cumplir el arte en este contexto, el concepto de humanización en el ámbito de la salud «incluye aspectos organizacionales, relacionales y terapéuticos, además de cuestiones ambientales y sociales». Las autoras concretan estas características en el espacio en el que se desarrollan los actos médicos y consideran que ha de servir para (2009: 124-125) «reducir el nivel de estrés, tanto de los pacientes como de los trabajadores sanitarios, y para aumentar el bienestar y la calidad de vida de los usuarios de los sistemas de salud». Las autoras afirman que la relación del arte y los hospitales existe desde hace muchos años (Marcetti, 1999) y que se ha demostrado que mejora la experiencia del paciente (Roselli, 1999).

Otro de los enfoques desarrollados para la humanización de la salud es aquel centrado en la comunicación médico-paciente. Por su parte, Cobos López (2021*a*, 2021*b*), partiendo de este planteamiento, considera que las humanidades y, en concreto, la traducción, pueden considerarse una herramienta para transmitir la información a los pacientes y ciudadanos de un modo sencillo y accesible para lograr el empoderamiento de los pacientes y la prevención que mencionan tanto la OMS, como las Naciones Unidas. Para ello, ha desarrollado una metodología a través del proyecto OncoTRAD[10] en la que utiliza procesos lingüísticos, la traducción social y la medicina gráfica como instrumentos para informar a la sociedad; aspectos que trataremos más adelante.

Asimismo, aunque centradas en géneros textuales concretos, García-Izquierdo y Borja Albi (2024), a través del proyecto HIPÓCRATES (véase capítulo 1),[11] entre otros, trabajan en la mejora de la comunicación médico-paciente en entornos multilingües desde hace más de una década.

Sin embargo, la mayoría de proyectos de humanización en salud en la actualidad se encuentran en contextos hospitalarios:

- En qué te puedo ayudar: https://enquetepuedoayudar.org
- Proyecto de humanización del HURS (realizado dentro del proyecto OncoTRAD: https://youtu.be/w065mHofB84?si=nMaNIHHxZECVkaLF
- Proyecto de humanización del Vall d'Hebron: https://www.vallhebron.com/es/sobre-nosotros/proyectos-estrategicos/plan-de-humanizacion
- Planes de humanización (Junta de Andalucía): https://www.juntadeandalucia.es/export/drupaljda/Plan %20Humanización %20SSPA_v12042021.pdf
- Proyectos de fundaciones (Humans): https://fundacionhumans.com/nuestros-proyectos/
- Proyectos promovidos por el sector farmacéutico: https://www.roche.es/actualidad/notas-prensa/2022/octubre/humanizacion-sanidad-extremena-documental

---

[10] www.oncotrad.es
[11] https://hipocratesgentt.uji.es/

- Cátedras de humanización en salud: https://www.contraelcancer.es/es/area-investigador/catedras-aecc
- Proyecto OncoTRAD: www.oncotrad.es

El proyecto objeto de estudio del presente trabajo es OncoTRAD, que surgió como un proyecto de transferencia del conocimiento del Plan Galileo de la Universidad de Córdoba en 2018 gracias a la asociación de dos áreas de conocimiento como son la medicina y la traducción. A ellas, se sumó el arte como medio de comunicación amable y humano. En su descripción se indica que es «un proyecto interdisciplinar en el que la Medicina, la Traducción y el Arte se ponen al servicio del paciente oncológico seleccionando, traduciendo, adaptando, ilustrando, maquetando y difundiendo los últimos avances sobre su enfermedad para que puedan acceder a ellos de una manera clara y amigable».[12] El objetivo principal del proyecto ha sido y es ofrecer a los pacientes oncológicos, en particular, y a la sociedad en general, herramientas informativas fiables en formatos amables y con un lenguaje adaptado al paciente para que puedan acceder a los últimos avances en oncología. Para ello, el equipo de oncología seleccionaba textos científicos de actualidad relacionados con las dudas más habituales que planteaban los pacientes en la consulta y el equipo de traducción, en primer lugar, hacía una traducción en el mismo registro dirigida a especialistas y luego, una vez seleccionados aquellos aspectos más importantes, la desterminologizaba y creaba un nuevo material utilizando uno de los géneros de medicina gráfica para su difusión. Más adelante, en 2020, el proyecto obtuvo fondos FEDER para poder seguir avanzando y se creó una nueva metodología de trabajo. En ella, se partía de una encuesta dirigida a pacientes en la que destacaron aquellas áreas temáticas sobre las que necesitaban tener información. A raíz de dicha encuesta que respondieron más de cien pacientes de trece hospitales en toda España, el equipo de oncología seleccionó veintiocho artículos científicos que respondían a las áreas temáticas demandadas por los pacientes. Así, en esta nueva fase del proyecto, se abordaron líneas temáticas sobre imagen, sexualidad, maternidad/paternidad, alimentación, ejercicio físico, cuidados paliativos, etcétera. En este caso, se estableció un procedimiento específico de traducción y de desterminologización

---

[12] Véase: www.uco/oncoTRAD

publicado en Cobos López (2021*b*) y, como novedad, se inició la compilación de un diccionario para pacientes que aún está en proceso. Fue en esta fase del proyecto, donde se establecieron las pautas para la traducción social y los procesos específicos de adaptación del proyecto.

2.3 LA TRADUCCIÓN SOCIAL: PROCESOS DE DESTERMINOLOGIZACIÓN Y LA FICHA TERMINOLÓGICA COMO MODELO PARA DAR ACCESIBILIDAD AL CONOCIMIENTO ESPECIALIZADO

Por último, una vez revisada la relación teórica existente en la actualidad entre las humanidades, la medicina y el arte y, tras revisar brevemente algunos proyectos que en los que se fusionan estos campos del saber, resulta imprescindible mencionar el papel que desempeñan la medicina gráfica (Cobos López, 2021*a*, 2022; Green y Myers, 2010; Lalanda Sanmiguel, 2014, 2019; Mayor Serrano, 2013, 2016, 2018*a*, 2018*b*; Williams, 2007) y los distintos procesos de traducción, es decir, la denominada traducción heterofuncional (Nord, 2007); la traducción intralingüística (García-Izquierdo y Muñoz-Miquel, 2015; Zethsen, 2009), que las autoras relacionan con la anterior; traducción intergenérica (García-Izquierdo y Montalt, 2013), traducción intermodal (Prieto Velasco y Montalt, 2018), la traducción centrada en el paciente (Ferrer Jiménez, 2020), la transcreación (Ray y Kelly, 2010) o la traducción social (Cobos López, 2019, 2021*a*, 2021*b*), objeto de estudio de nuestro trabajo.

Si nos basamos en los trabajos previos en los que analizábamos el origen del concepto anglosajón *community translation* (Niska, 2002; Taibi y Ozolins, 2016), resulta de especial interés el hecho de que se delimite su utilización dentro de un mismo país, es decir, en la misma lengua, y con el objetivo de facilitar el entendimiento de la población, o con el propósito de su empoderamiento (Taibi, 2011). En este sentido, se trata de una traducción que va dirigida a un público no experto, en la que se puede traducir entre lenguas o dentro de una misma lengua y que pretende dar accesibilidad al conocimiento especializado.

Para ello, existen una serie de procedimientos lingüísticos que han sido ampliamente investigados, como los procesos de desterminologización (Cabré Castellví, 2003, 2008; Campos Andrés, 2013; Cobos López,

2021*b*; Mayor Serrano, 2016) que sirven para este pretexto y la propia traducción social.

Tal y como mencionamos en nuestro trabajo mencionado anteriormente (2021*b*), la metodología del proyecto OncoTRAD consta de cinco fases bien diferenciadas:

En primer lugar, se seleccionan los textos científicos a partir de la encuesta mencionada anteriormente, que responde a las necesidades informativas de los pacientes. En este caso, mostraremos el procedimiento del texto *COVID-19 and cancer: From basic mechanisms to vaccine development using nanotechnology.*[13] Este artículo se publicó en enero de 2021 y se incluyó en el proyecto debido a la preocupación existente entre los pacientes oncológicos y el riesgo a contraer la enfermedad si se encontraban inmunodeprimidos. En esa fecha, también existía una preocupación creciente con respecto a la vacuna y este estudio ofrecía una respuesta a ambas cuestiones. Como he mencionado en otras ocasiones, el proyecto OncoTRAD tiene presente y futuro gracias al trabajo de sus colaboradores. En este caso, el trabajo fue llevado a cabo por Martina Visconti como parte de su formación a través de las prácticas curriculares del Grado en Traducción e Interpretación de la Universidad de Córdoba. De este modo, en primer lugar, llevó a cabo la traducción del texto completo en el mismo registro, tal y como hemos indicado anteriormente. Se muestra a continuación un fragmento:

---

[13] Véase: https://pubmed.ncbi.nlm.nih.gov/33307513/

Tabla 1. Traducción del texto

Texto original	*Texto meta*
Abstract Coronavirus disease 2019 (COVID-19), caused by severe acute respiratory syndrome coronavirus 2 (SARS-CoV-2), is a global pandemic which has induced unprecedented ramifications, severely affecting our society due to the long incubation time, unpredictably high prevalence and lack of effective vaccines. One of the interesting notions is that there is an association between COVID-19 and cancer. Cancer patients seem to exhibit exacerbated conditions and a higher mortality rate when exposed to the virus. Therefore, vaccines are the promising solution to minimise the problem amongst cancer patients threatened by the new viral strains. However, there are still limitations to be considered, including the efficacy of COVID vaccines for immunocompromised individuals, possible interactions between the vaccine and cancer, and personalised medicine. Not only to eradicate the pandemic, but also to make it more effective for immunocompromised patients who are suffering from cancer, a successful vaccine platform is required through the implementation of nanotechnology which can also enable scalable manufacturing and worldwide distribution along with its faster and precise delivery. In this review, we summarise the current understanding of COVID-19 with clinical perspectives, highlighting the association between COVID-19 and cancer, followed by a vaccine development for this association using nanotechnology. We suggest different administration methods for the COVID-19 vaccine formulation options. This study will contribute to paving the way towards the prevention and treatment of COVID-19, especially for the immunocompromised individuals.	RESUMEN La enfermedad por coronavirus 2019 (COVID-19) causada por el síndrome respiratorio agudo grave por coronavirus 2 (SARS-CoV-2) es una pandemia mundial que ha tenido como resultado repercusiones sin precedentes; ha afectado fuertemente a nuestra sociedad debido a su largo periodo de incubación, su alta prevalencia y la falta de vacunas efectivas. Una cuestión interesante es que existe una relación entre la COVID-19 y el cáncer. Los pacientes con cáncer muestran condiciones agravadas y tienen una tasa de mortalidad más alta cuando se exponen al virus. Por lo tanto, la vacuna es una solución prometedora para minimizar el problema entre los pacientes con cáncer que se encuentran en peligro debido a esta nueva cepa vírica. Sin embargo, hay que tener en cuenta ciertas limitaciones, como la eficacia de las vacunas contra la COVID para individuos inmunodeficientes, las posibles interacciones entre la vacuna y el cáncer y la medicina personalizada. Se necesita una plataforma exitosa para la vacuna mediante el uso de nanotecnología, la cual permite la producción a escala y la distribución a nivel mundial, así como un envío más rápido y preciso, no sólo para erradicar la pandemia, sino también que sirva para desarrollar una vacuna más efectiva para aquellos pacientes inmunodeficientes debido al cáncer. En esta revisión, resumiremos lo que conocemos hasta el día de hoy sobre la COVID-19 desde una perspectiva clínica, resaltando la asociación entre la COVID-19 y el cáncer, seguido por el desarrollo de una vacuna para esta relación por medio de la nanotecnología. Sugerimos diferentes métodos de administración para las distintas formulaciones de la vacuna contra la COVID-19. Este estudio contribuirá a allanar el terreno hacia la prevención y el tratamiento de la COVID-19, especialmente para los individuos inmunodeficientes.

Una vez traducido, se selecciona la información que es relevante para resolver las dudas planteadas y se le aplican los procedimientos de desterminologización. Además, con el objetivo de ofrecer una sinopsis del artículo completo para el receptor lego, se crea un resumen en lenguaje claro con la información más relevante del artículo:

Tabla. Resumen en lenguaje claro

El SARS-CoV-2 (síndrome respiratorio agudo grave por coronavirus 2) es un tipo de coronavirus que se detectó por primera vez en Wuhan, China, en 2019. Este virus produce la enfermedad por coronavirus conocida como COVID-19. La transmisión del virus se produce por medio de gotículas, pequeñas gotas que se liberan al aire por medio de las vías respiratorias. El periodo de incubación de la enfermedad abarca de 2 a 14 días y entre los síntomas más comunes se encuentran la fiebre, los dolores de cabeza y los dolores musculares, fatiga y la producción de esputo; en algunos casos el paciente puede desarrollar neumonía. El 80 % de las personas infectadas sólo desarrolla síntomas leves y un 20 % desarrolla síntomas graves. Estos últimos suelen tener enfermedades preexistentes que aumentan la susceptibilidad a la COVID-19 y el riesgo de mortalidad. Un ejemplo de esto son los pacientes con cáncer ya que tienen un sistema inmunológico debilitado. Esto ocurre debido a los diferentes tratamientos que reciben y a que algunos tipos de cáncer afectan a la médula ósea y, por consiguiente, al sistema inmune. Una vacuna efectiva y segura contra la COVID-19 es una solución para erradicar la actual pandemia y proteger a aquellos individuos que son más susceptibles a la enfermedad. El problema recae en conseguir que las vacunas sean igual de efectivas y seguras, tanto para los individuos sanos como para los individuos con un sistema inmune alterado. Esto se debe a que existe la posibilidad de que el cáncer y sus subsecuentes tratamientos reduzcan la efectividad de la vacuna o de que la vacuna agrave la enfermedad ya existente. Una alternativa prometedora es el uso de nanomateriales en la formulación de las vacunas ya que este tipo de formulaciones producen un número reducido de efectos adversos y mejoran la eficacia de la vacuna gracias a su característica inmunomoduladora.

Para poder llevar a cabo esta fase del trabajo, además de lo indicado por Cobos López (2021*b*) sobre la selección de información y los procesos de desterminologización, dentro del proyecto hemos diseñado una ficha terminológica basada en el modelo de Ramírez Almansa (2020) que incluye imágenes entre sus secciones. Esta ficha se utiliza tanto para reseñar los procesos de desterminologización, como para la elaboración del diccionario para pacientes. Se enumeran, a continuación, los distintos campos de la ficha creada para el proyecto:

- Término EN: se incluye el término en inglés
- Campo temático: campo al que pertenece el término
- Término ES: término equivalente en español
- Definición ES: definición y fuente extraída de una fuente médica fiable. Aquí se ha recomendado a los colaboradores del proyecto que utilicen una serie de diccionarios disponibles en línea
- Variantes ES: se incluyen aquellas variantes existentes en español, si las hubiera
- Variantes EN: se incluyen aquellas variantes existentes en inglés, si las hubiera
- Desterminologización: se indica el proceso utilizado y se describe
- Contexto EN: se incluye el contexto del término original en inglés con su fuente
- Contexto ES: se incluye un contexto fiable del término equivalente en español con su fuente
- Comentarios para la traducción: en este apartado se incluyen aquellas cuestiones traductológicas que puedan ser de utilidad para lingüistas, traductores o estudiantes de traducción e interpretación
- Imágenes: se incluye una imagen representativa con su fuente
- Autor de búsqueda y fecha: se incluyen las iniciales del autor de la ficha y la fecha de elaboración

Esta es una de las fases más relevantes, ya que se va a simplificar el lenguaje al receptor lego, es decir, este será el primer momento en el que se lleve a cabo una adaptación a nivel lingüístico. Se muestran, a continuación, algunas fichas a modo de ejemplo:

Tabla 3. Ejemplo de la ficha correspondiente al término *droplet*

Término EN	DROPLET
Campo temático	Sintomatología
Término ES	gotícula
Definición ES	Definición: Partícula inhalable de diámetro superior a 5 μm que puede depositarse en las vías respiratorias superiores y sobre las mucosas (OPS, 2010)
Variantes ES	gotita
Variantes EN	Respiratory droplet
Desterminologización (procesos)	Explicación: Gotículas, pequeñas gotas que se liberan al aire por medio de las vías respiratorias (resumen) o pequeñas gotitas que producimos al estornudar o toser y por los aerosoles que producimos al respirar o hablar (cómic).
Contexto EN	SARS-CoV-2 causes COVID-19 which has variable manifestations but can be potentially fatal. Transmission is through person to person via droplets. Other modes of transmissions such as aerosols and face-oral routes have also been suggested but these modes have not been fully substantiated.
Contexto ES	El SARS-CoV-2 produce COVID-19, la cual tiene muchas manifestaciones y puede ser potencialmente mortal. La transmisión se produce de persona a persona por medio de gotículas. También se han tenido en cuenta otras formas de transmisión, como los aerosoles y las vías facial-oral, pero no están totalmente comprobadas.
Comentarios para la traducción	
Imágenes	(Extraído de https://www.latercera.com/que-pasa/noticia/ el-peligro-de-estornudar-goticulas-al-hablar-llegan-a-un -metro-pero-con-una-tos-o-estornudo-pueden-llegar-hasta -6-metros/EOCC24U7YJDUNC6T4K6ZDFOVLY/)
Autor de búsqueda / Fecha	ICL (26/01/2022)

Tabla 4. Ejemplo de la ficha correspondiente al término *anosmia*

Término EN	*ANOSMIA*
Campo temático	Sintomatología
Término ES	anosmia
Definición ES	Definición: Pérdida (completa) del olfato (https://www.tremedica.org/wp-content/uploads/panacea20-51_sup_glosario_covid-19.pdf)
Variantes ES	Hyposmia, pérdida parcial del olfato, hipoestesia olfativa
Variantes EN	Hypoosmia, polfactory hypoesthesia; partial loss of smell
Desterminologización (procesos)	Explicación: Pérdida del olfato
Contexto EN	Anosmia has finally been recognised as a COVID-19 symptom in many countries, and some have even developed "smell tests" as potential screening tools
Contexto ES	La anosmia ya ha sido admitida como un síntoma de la COVID-19 en muchos países, y algunos han desarrollado «pruebas olfativas» como posibles herramientas de detección.
Comentarios para la traducción	
Imágenes	Anosmia o pérdida total del olfato (Extraído de https://www.quironsalud.com/es/comunicacion/actualidad/perdida-olfato-cuales-causas)
Autor de búsqueda / Fecha	ICL (25/01/2022)

Tabla 5. Ejemplo de la ficha correspondiente al término *haemoptisis*.

Término EN	*HAEMOPTISIS*
Campo temático	Sintomatología
Término ES	hemoptisis
Definición ES	Definición: Toser o escupir sangre de las vías respiratorias. (Diccionario del Instituto Nacional del Cáncer https://www.cancer.gov/espanol/publicaciones/diccionarios/diccionario-cancer)
Variantes ES	
Variantes EN	Hemoptysis, coughing up blood
Desterminologización (procesos)	Definición: Expectoración de sangre
Contexto EN	The main COVID-19 symptoms include fever, myalgia, and fatigue, with occasional headaches, haemoptysis, and septum production.
Contexto ES	Los síntomas principales de la COVID-19 incluyen fiebre, mialgia y fatiga con ocasionales dolores de cabeza, hemoptisis y producción de esputo (SPUTUM).
Comentarios para la traducción	
Imágenes	(Extraído de https://www.freepik.es/vector-premium/hombre-dibujos-animados-sangre-tos-hemoptisis-enfermedad-pulmonar-inflamacion-lesion-atencion-medica-ilustracion-medica_96503171.htm)
Autor de búsqueda / Fecha	ICL (27/01/2022)

Con estas fichas generamos, además, un recurso útil para el traductor y constituyen la base del diccionario que estamos elaborando dentro del proyecto.

Una vez desterminologizado el texto, se decide qué género de la medicina gráfica se va a utilizar y se desarrolla la segunda fase de adaptación; en este caso, convirtiéndolo en un nuevo género textual. Para ello, en función del género seleccionado, se crea una estructura narrativa sencilla y se transmite la información científica del artículo utilizando un lenguaje claro y amigable. En esta ocasión, Martina eligió crear un cómic en un escenario habitual para el paciente (imagen 2 en página siguiente).

En este caso, utilizó la herramienta Pixton y siguió las indicaciones que ofrece Mayor Serrano (2016) para su elaboración. En el caso de crear un folleto de salud, nos basamos en la guía de Mayor Serrano (2013): si pretendemos diseñar una infografía, partimos de los principios del lenguaje claro (Torres López, 2024) y utilizamos una de las muchas herramientas disponibles a tal fin. Para el esbozo de una ilustración, hemos contado tanto con empresas profesionales, como con ilustradores y creativos; y para la creación de vídeos dirigidos a un público infantil, hemos utilizado herramientas accesibles en línea y los mismos procesos descritos en Cobos López (2021*b*). Para el caso del presente trabajo, contamos con una empresa de creatividades y elaboraron la siguiente ilustración:

Imagen 1. Ilustración

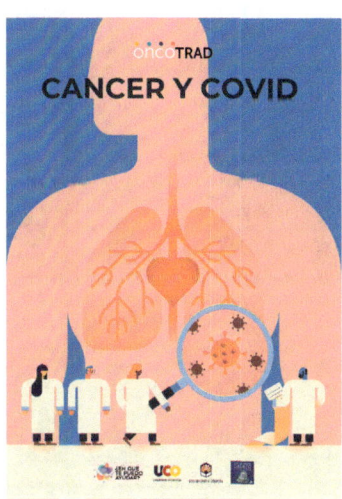

Imagen 2. Cómic

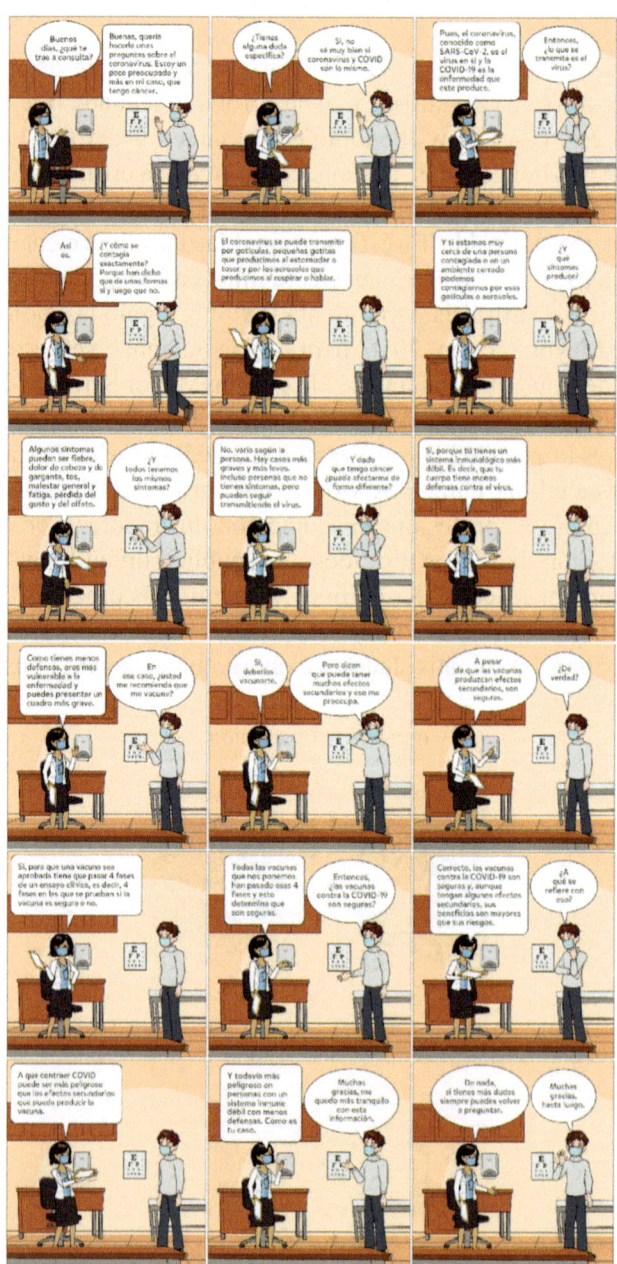

2.4 CONCLUSIONES

Como hemos podido observar a lo largo del presente trabajo, tanto la prevención y la detección precoz de las enfermedades no transmisibles, como el empoderamiento de los pacientes se han convertido en el centro de atención de grandes instituciones internacionales. Estas instituciones se han fijado como objetivo que los distintos estamentos sociales se ocupen de cumplir con estos propósitos.

Sin embargo, como sociedad, no podemos alcanzar esas metas si no disponemos de información clara que nos ayude a prevenir y convivir con estas enfermedades.

El concepto de *humanización* se encuentra en la actualidad en el punto de mira de hospitales y gestores de la salud. No obstante, este concepto no se puede desarrollar e implantar si no se cuenta con las humanidades, y no como una mera adición en los programas formativos de los planes de estudios, sino como una verdadera asociación entre las distintas áreas de conocimiento que lo conforman.

En este sentido, podemos afirmar que, gracias a proyectos de humanización como el de HIPÓCRATES, los desarrollados en distintos hospitales y a OncoTRAD, se pueden alcanzar los objetivos que se marcan las Naciones Unidas y la OMS. Observamos que, con la medicina gráfica y la traducción social podemos acercar el conocimiento científico a la sociedad y hacer «más humana» esta información, a la par que se ofrecen herramientas a los profesionales sanitarios para transmitir información de un modo más amable.

Consideramos que, de esta forma, gracias a la unión de la medicina, la traducción y el arte, se constata una metodología de trabajo útil y que mejora la calidad de vida de las personas.

REFERENCIAS BIBLIOGRÁFICAS

Bates, V., Bleakley, A., y Goodman, S. (2014). *Medicine, health and the arts. Approaches to the medical humanities.* Routledge.

Batistatou, A., Doulis, E. A., Tiniakos, D., Anogiannaki, A., y Charalabopoulos, K. (2010). The introduction of medical humanities in the undergraduate curriculum of Greek medical schools: challenge and

necessity. *Hippokratia*, 14(4), 241-243. https://pubmed.ncbi.nlm.nih
.gov/21311630/

Bermejo Higuera, J. C. (2017). *Humanización y relación.* https://www
.josecarlosbermejo.es/humanizacion-y-relacion/

Bermello-Murillo, M. D. P., Arteaga-Párraga, N. M., Navia-Sánchez,
N. C., y Rezabala-Cedeño, Y. M. (2023). La pedagogía del amor y
la ternura para la humanización de la práctica educativa. *Episteme
Koinonía. Revista Electrónica de Ciencias de la Educación, Humanidades, Artes y Bellas Artes*, 6(12), 219-236.

Cabré Castellví, M. T. (2003). El lenguaje científico desde la terminología.
En B. Gutiérrez Rodilla (ed.), *Aproximaciones al lenguaje de la ciencia*
(pp. 19-52). Fundación Instituto Castellano y Leonés de la Lengua.

Cabré Castellví, M. T. (2008). El principio de poliedricidad: la articulación de lo discursivo, lo cognitivo y lo lingüístico en terminología
(I). *Ibérica,* (16), 9-36.

Campos Andrés, O. (2013). Procedimientos de desterminologización:
traducción y redacción de guías para pacientes. *Panace@, Revista
de Medicina, Lenguaje y Traducción,* 14(37), 48-52.

Cobos López, I. (2019). Traducir para el paciente: acercamiento y adaptación como modalidad de traducción. *Quaderns de Filologia - Estudis
Lingüístics*, 24(24), 211-228. https://doi.org/10.7203/qf.24.16307

Cobos López, I. (2021*a*). La medicina gráfica como herramienta para la
traducción y adaptación de textos biosanitarios. *Mutatis Mutandis.
Revista Latinoamericana de Traducción,* 14(2), 397-426.

Cobos López, I. (2021*b*). La traducción social como instrumento para
la medicina gráfica. *Panace@, Revista de Medicina, Lenguaje y
Traducción*, 22(54), 63-74.

Cobos López, I. (2022). Traducción y multimodalidad para la divulgación
de la ciencia dirigida a un público infantil. *MonTI. Monografías de
Traducción e Interpretación*, (14), 87-118. https://doi.org/10.6035/
MonTI.2022.14.03

Falcón Romero, M., y Ruiz-Cabello A. L. (2012). Alfabetización en
salud: concepto y dimensiones. Proyecto europeo de alfabetización
en salud. *Revista Comunicación y Salud,* 2(2), 91-98.

Ferrer Jiménez, P. (2020). ¿Traducción humana, automática o poseditada?
La empatía en textos para pacientes de temática altamente sensible
[Trabajo de fin de máster, UJI] https://repositori.uji.es/xmlui/handle/
10234/191217

Galán Rodríguez, C. (2003). La ciencia en zapatillas: análisis del discurso de divulgación científica. *Anuario de Estudios Filológicos* 26, 137-156.

Galí Espelt, N. (2005). La humanización de las imágenes emitidas por la publicidad de los destinos turísticos monumentales: el caso de Girona. *PASOS. Revista de Turismo y Patrimonio Cultural, 3*(2), 273-281. https://www.redalyc.org/articulo.oa?id=88130206

García-Izquierdo, I. (2022, noviembre 3-4). *Humanizar la comunicación en contextos médico-sanitarios: derribando asimetrías*. Congreso Internacional sobre Traducción, Medicina Gráfica y Comunicación médico-paciente. Universidad de Córdoba.

García-Izquierdo, I., y Borja Albi, A. (2024). La comunicación en contextos de salud: generación de recursos tecnológicos multilingües para la mejora de la eficacia comunicativa del consentimiento informado. *Cadernos De Tradução, 44*(1), 1-17. https://doi.org/10.5007/2175-7968.2024.e95247

García-Izquierdo, I., y Montalt, V. (2013). Equigeneric and intergeneric translation in patient-centred care. *Hermes, Journal of Language and Communication in Business, 26*(51), 39-51. https://doi.org/10.7146/hjlcb.v26i51.97436

García-Izquierdo, I., y Muñoz-Miquel, A. (2015). Los folletos de información oncológica en contextos hospitalarios: la perspectiva de pacientes y profesionales sanitarios. *Panace@, Revista de Medicina, Lenguaje y Traducción, 16*(42), 225-231. https://www.tremedica.org/wp-content/uploads/n42_tribuna-EGIzquierdoAMMiquel.pdf

Gehl, J. (2006). *La humanización del espacio urbano: la vida social entre los edificios* (vol. 9). Estudios Universitarios de Arquitectura. Reverté.

González Blasco, P., y Janaudis, M. A. (2017). La medicina centrada en el paciente: adquirir su metodología científica. En J. Millán Nuñez-Cortés y P. Gónzales Blasco (coords.), *Educación médica centrada en el paciente* (pp. 25-54). Cátedra de educación médica. Fundacion Lilli.

Green, M. J. (2015). Graphic Storytelling and Medical Narrative: The Use of Comics in Medical Education. In *Graphic Medicine Manifesto* (vol. 1, pp. 67-86). Penn State University Press. https://doi.org/10.5325/j.ctv14gpf04.6

Green M. J., y Myers, K. R. (2010). Graphic medicine: Use of comics in medical education and patient care. *BMJ, 340*, 574-577. https://doi.org/10.1136/bmj.c863

Health Humanities Consortium. (2021). *Defining Health/Medical Humanities. HHC Curricular Toolkit.* https://healthhumanitiesconsortium .com/publications/hhc-toolkit/

Herrera, O. V. (2017). Humanizar la sociedad tecnológica digital del siglo XXI. *Revista Digital de Investigación Lasaliana*, 6(12), 31-47.

Hooker C. (2008). The medical humanities - a brief introduction. *Aust Fam Physician*, 37(5), 369-70. https://pubmed.ncbi.nlm.nih.gov/18464968/

Lalanda Sanmiguel, M. (2014). Viejos problemas, nuevas soluciones: El cómic en la enseñanza de ética médica. [Trabajo de fin de máster, Universidad de La Laguna].

Lalanda Sanmiguel, M. (2019). El cómic como herramienta en el mundo sanitario. *Clínica,* 27, 56-64. DOI: https://doi.org/10.24197/ cl.27.2019.56-66

Marcetti, C. (1999). An old theme, a modern proposal. En M. Roselli (ed.), *Visual art in hospitals* (pp. 33-48). Fondazione Giovanni Michelucci.

Mayor Serrano, B. (2013). La historieta como instrumento para la divulgación médico-sanitaria: aspectos pragmalingüísticos. *Translation Journal,* 17(2). http://www.translationjournal.net/journal/64historietas .htm

Mayor Serrano, B. (2016). *El cómic como recurso didáctico en los estudios de Medicina. Manual con ejercicios.* Fundación Dr. Antonio Esteve. https://www.esteve.org/libros/cuaderno-comic/?doing_wp _cron=1581528556.5097041130065917968750

Mayor Serrano, B. (2018*a*). Medicina y cómic: un tándem perfecto y polivalente. *Tebeosfera, 3.ª época* (9). https://www.tebeosfera.com/ documentos/editorial_para_tebeosfera_tercera_epoca_9.html

Mayor Serrano, B. (2018*b*). Qué es la medicina gráfica. *Tebeosfera, 3.ª época* (9). https://www.tebeosfera.com/documentos/que_es_la _medicina_grafica.html

Navarro, F. A. (2015, 5 de enero). Los médicos, ¿se explican bien o mal? *Laboratorio del lenguaje.* http://medicablogs.diariomedico.com/ laboratorio/2015/01/05/los-medicos-se-explican-bien-o-mal/

Niska, H. (2002). Community Interpreter training: Past, present, future. En G. Garzone y M. Viezzi (eds.), *Interpreting in the 21st Century: Challenges and Opportunities. Selected papers from the 1st Forli Conference on Interpreting Studies* (pp. 133-144). John Benjamins.

Nord, C. (2007). *Translating as a purposeful activity: Functionalist approaches explained.* St. Jerome Publishing.

Organización Mundial de la Salud (2023). https://www.who.int/es

Ortega y Gasset, J. (1965). Prospecto del Instituto de Humanidades. En *Misión de la Universidad*. Revista de Occidente, Colección «El Arquero».

Prieto Velasco, J. A., y Montalt, V. (2018). Encouraging comprehensibility through multimodal patient information guides. *Linguistica Antverpiensia, New Series: Themes in Translation Studies, 17,* 196-214.

Ramírez Almansa, I. (2020). Terminología y traducción en contextos especializados (alemán-español): Vitivinicultura [tesis doctoral, Universidad de Córdoba].

Ray, R., y Kelly, N. (2010). *Reaching New Markets through Transcreation*. Common Sense Advisory.

Reginato, P., González Blasco, P., y Ramírez Villaseñor, I. (2017). Vocación médica y humanismo: qué enseñamos a los estudiantes de medicina. En J. Millán Nuñez-Cortés y P. Gónzalez Blasco (coords.), *Educación médica centrada en el paciente* (pp. 25-54). Cátedra de educación médica. Fundacion Lilli.

Ricci, G. (2015). Humanizar la educación. *DiáLogos*, 3(3), 59-66. Recuperado a partir de https://www.revistas.udb.edu.sv/ojs/index.php/dl/article/view/230

Rodríguez-Villegas, Z. M. (2017). Inclusión: humanización como fundamento de calidad educativa. Ágora de Heterodoxias, 3(2), 150-167.

Roselli, M. (1999). Curator's Note. In M. Roselli (ed.), *Visual art in hospitals* (pp. 25-30). Fondazione Giovanni Michelucci.

Rueda Castro, L., Gubert, I. C., Duro, E. A., Cudeiro, P., Sotomayor, M. A., Benites Estupiñan, E. M., López Dávila, L.M., Farías, G., Torres, F. A., Quiroz Malca, E., y Sorokin, P. (2018). Humanizar la medicina: un desafío conceptual y actitudinal. *Revista Iberoamericana de Bioética* (8), 1-15. https://doi.org/10.14422/rib.i08.y2018.002

Saavedra Torres, E. (2015, mayo 5). ¿Es posible la humanización tecnológica? Estudio de caso sobre objetos que vulneran el bienestar. Ponencia. http://repositorio.uptc.edu.co/handle/001/7753

Sagan, C. (1996). *The demon-haunted world: science as a candle in the dark*. Headline Book Publishing.

Sánchez González, M. Á. (2017). El humanismo y la enseñanza de las humanidades médicas. *Educación médica*, 18(3), 212-218.

Sánchez González, M. Á. (ed.). (2022). *Historia de la medicina y humanidades médicas*. Elsevier Health Sciences.

Taibi, M. (2011). Public service translation. En K. Malmkjær y K. Windle (eds.), *The Oxford Handbook of Translation Studies* (pp. 214-227). Oxford University Press.

Taibi, M., y Ozolins, U. (2016). *Community Translation*. Bloomsbury.

Torres López, P. (2024). El lenguaje claro como herramienta para la traducción intergenérica y la medicina gráfica: Plain language as a tool in intergeneric translation and graphic medicine. *Sphera Publica*, 2(23). https://sphera.ucam.edu/index.php/sphera-01/article/view/491

Ullán, A. M., y Manzanera, P. (2009). Las paredes cuentan: arte para humanizar un espacio de salud pediátrico. *Arte, individuo y sociedad*, 21, 123-141.

Vázquez, D. E. (2021). La humanización del espacio: el proceso de recualificación excluyente de espacios urbanos públicos centrales e históricos en la ciudad de Buenos Aires en tres gestiones Pro (2007-2019). *Quid 16. Revista del Área de Estudios Urbanos*, 271-279.

Villacis, N. K. A. (2023). Humanización de los entornos urbanos. *Dominio de las Ciencias*, 9(2), 1159-1168.

Viteri Basante, F. (2011). Educación y tecnología: Visión filosófica de la tecnología hasta llegar a su humanización por medio de la educación. *Sophia: Colección de Filosofía de la Educación 11*, 175-196. https://www.redalyc.org/pdf/4418/441846104008.pdf

Waitzkin, H. (1984). Doctor-Patient Communication. Clinical Implications of Social Scientific Research. *JAMA*, 252(17), 2441-2446.

Williams, I. (2007). What is "Graphic Medicine"? https://www.graphic medicine.org/why-graphic-medicine/

Zethsen, K. K. (2009). Intralingual Translation: An Attempt at Description. *Meta*, 54(4), 795-812. https://doi.org/10.7202/038904ar

CAPÍTULO 3. A HUMANE MACHINE: CAN TECHNOLOGY HUMANISE HEALTHCARE COMMUNICATION AND ITS TRANSLATION?

Raluca Chereji
Centre for Translation Studies, University of Vienna
ORCID: 0000-0001-6112-0856

ABSTRACT: The shift to patient-centredness in healthcare has been accompanied by efforts to humanise the communication of health-related information, which is reflected in the rise of new genres of medical texts for patients, such as informed consent forms and patient information leaflets. Yet evidence suggests that such texts often exceed the comprehensibility requirements of their lay target audience, thereby jeopardising the effectiveness of the communicative process. When these texts are translated into other languages, their complexity levels may be increased even further. Given recent technological advances, it is worth considering the extent to which existing technologies could support medical text producers and translators in humanising their output. This chapter discusses the need for a more humanised approach when writing and translating patient-facing medical texts, before outlining potential applications of Machine Translation, Automatic Speech Recognition and Generative Artificial Intelligence to this end.

KEYWORDS: medical communication; patient-facing medical texts; comprehensibility; translation technology; automatic speech recognition; artificial intelligence.

RESUMEN: El cambio hacia una asistencia sanitaria centrada en el paciente ha ido acompañado de esfuerzos por humanizar la comunicación de la información relacionada con la salud, lo que se refleja en el auge de nuevos géneros de textos médicos para pacientes, como los formularios de consentimiento informado y los folletos de información para el paciente. Sin embargo, la evidencia sugiere que estos textos a menudo superan los requisitos de comprensibilidad de su público lego, lo que pone en peligro la eficacia del proceso comunicativo. Cuando estos textos se traducen a otros idiomas, sus niveles de complejidad pueden aumentar aún más. Dados los recientes avances tecnológicos, merece la pena considerar hasta qué punto las tecnologías existentes podrían ayudar a los productores y traductores de textos médicos a humanizar su producción. En este capítulo se analiza la necesidad de un enfoque más humanizado a la hora de redactar y traducir textos médicos dirigidos a los pacientes, antes de esbozar las posibles aplicaciones de la traducción automática, el reconocimiento automático del habla y la inteligencia artificial generativa con este fin.

PALABRAS CLAVE: comunicación médica; textos médicos dirigidos a los pacientes; comprensibilidad; tecnología de traducción; reconocimiento automático de voz; inteligencia artificial.

3.1 INTRODUCTION

The humanisation of healthcare communication and provision has become a priority in the medical sector, as reflected by the proliferation of initiatives and policy frameworks at national and international levels. In Italy, working groups in the Emilia-Romagna region have developed digital catalogues of research-informed humanisation practices (Damen *et al.*, 2020). In Spain, initiatives such as the 2016 Health Care Humanisation Plan of the Department of Health of the Community of Madrid have spurred numerous humanisation projects within Spanish hospitals, though success rates vary (Lamouret Colom & García Nieto, 2020: 188). At the European level, humanisation concerns are being integrated into legislation; one example is the Clinical Trials Regulation requiring pharmaceutical companies to provide plain language summaries (PLS) written in a manner understandable to laypersons for all completed clinical trials (Regulation No 536/2014). Medical schools and clinical training programmes are also incorporating humanising approaches into their curricula by providing training in patient communication to future clinicians.

This drive to humanise patient-facing medical communication reflects a broader shift towards patient-centred care (PCC) within healthcare, an approach developed in contrast to the traditional biomedical model characterised by mechanistic interpretations of health and illness, and paternalistic doctor-patient relationships. Central to PCC is patient empowerment, defined as a process enabling people to "gain greater control over decisions and actions affecting their health" through knowledge acquisition and an understanding of their role (World Health Organization, 2009: 190). To facilitate patient understanding, new medical genres have emerged, serving to provide medical information to patients and laypersons in ways which meet their comprehensibility needs. Despite these aims, and regulatory provisions on patient-facing communication, evidence shows that texts such as patient information leaflets (PILs) and informed consent forms (ICFs) are too complex to be effectively understood by their lay readers due, in part, to their linguistic features. This issue is compounded in translation, with medical translators at times "failing to carry out the intralingual part of the translation", in addition to the interlingual transfer from one language into another (Montalt *et al.*, 2018: 34).

Alongside shifts to PCC, healthcare is also becoming more technologized, with clinicians increasingly using Machine Translation (MT), Generative Artificial Intelligence (GenAI) and Automatic Speech Recognition (ASR) tools to streamline their work and facilitate patient communication. Similar trends characterise the translation industry, where translators — regardless of specialisms — face growing pressure to adopt tools that increase their productivity and output quality. In light of these developments, it is worth considering whether these technologies could also support humanisation aims by enabling producers and translators of medical texts to improve their comprehensibility and lay-friendliness. This chapter discusses these questions by first considering what healthcare humanisation entails, how it is currently implemented, what communication challenges it poses to patients, and the role medical translators play in achieving humanised communication. It then outlines existing and potential use-cases for MT, ASR and GenAI technologies in humanising patient-facing communication.

3.2 HUMANISATION IN HEALTHCARE

3.2.1 Defining humanisation

Despite its prominence, there is no universal definition of the concept of humanisation in healthcare. As a key pillar of patient-centred care, humanisation prioritises the patient in healthcare provision and decision-making, and puts "the human being at the centre of every effort done to promote and protect health, cure diseases or provide the best care" (Heras La Calle *et al.*, 2017: 547). Another perspective emphasises the need for empathy and respect for patients' "dignity, uniqueness, individuality and humanity", their autonomy and their involvement (Bu *et al.*, 2024: 2). Humanisation necessarily involves multiple stakeholders, from patients and their families to healthcare professionals, administrators and care managers (Pérez-Fuentes *et al.*, 2019: 2), as well as other potential care participants, such as interpreters, mediators or legal representatives. Given its scope, humanisation covers multiple dimensions corresponding to patients' experience of the healthcare process. In Todres *et al.* (2009), humanisation reflects "what it is to be human as a value base" and consists of eight dimensions which include patients' agency, personal journey, and sense-making, codified in a Humanisation Values Framework (ibid.: 69-70). Similarly, Pérez-Fuentes *et al.* (2019) develop the Healthcare Professional Humanization Scale which focuses on healthcare professionals and identifies emotional understanding, optimism, and sociability as key competencies for humanising healthcare (ibid.: 2-4).

What these approaches share is "a definition based on responding to [patients'] needs", such as receiving information, in-person communication with healthcare providers, and involvement in care coordination (Pérez-Fuentes *et al.*, 2019: 2). Achieving these aims requires that patients be "aided to understand [their] situation with clear and accurate information" (Bermejo, 2014: 3, as cited in Lamouret Colom & García Nieto, 2020: 195). It follows that humanised communication depends on making sure that medical information provided to lay target audiences is appropriate and considers their health literacy levels. This underscores the need to adapt medical content and the manner in which it is presented to ensure it is patient- or lay-friendly. For Bu *et al.* (2024), communication is a "basic instrument in the humanised caring process", enabling healthcare professionals to adapt their communicative approach to reassure and be better understood by their patients (ibid.: 2), to overcome differences in discursive norms and expectations between medical expert and lay communities, and to facilitate patient understanding.

3.2.2 Healthcare humanisation in practice

The humanisation of healthcare communication is reflected in the rise of new genres of medical texts for patients and/or laypersons, including PLS, PILs and ICFs. These documents often originate in materials for healthcare professionals (e.g., summaries of product characteristics [SmPCs] or trial protocols) but have undergone intergeneric and intralingual adaptation (Brøgger & Zethsen, 2021) to meet the comprehension and health literacy needs of lay or non-expert readers. Such texts are designed for diverse healthcare contexts and purposes, from independent use by lay end-users (e.g., PILs) to securing consent for care provision (e.g., ICFs).

Given their legal and ethical implications, the usage, wording and format of patient-facing medical texts is codified in regulatory requirements and legislation at local, national and international levels. There are comprehensive templates and guidelines for PILs, such as the European Commission's *Guideline on the readability of the labelling and package leaflet of medicinal products for human* use (2009), which specifies that PILs should be "legible, clear and easy to use" for patients (ibid.: 20), with best practice examples of lay-friendly syntax, style, typesetting and layout. There is less standardisation for other patient-facing text types, such as ICFs. Unlike PILs, ICFs are not governed by a central authority and are instead produced and used by individual hospitals or pharmaceutical companies. While Article 29 of Regulation (EU) No 536/2014 defines and describes informed consent for clinical trials (Regulation No 536/2014), its guidance on patient-facing communication is limited, requiring only that such information be kept "comprehensive, concise, clear, relevant, and understandable to a layperson", without addressing how this should be achieved. This is mirrored in the European Medicines Agency's Guideline for good clinical practice (2018), which recommends only that ICF language should be "as non-technical as practical and should be understandable to the subject" (ibid.: 25).

3.2.3 Failed or deficient humanisation of healthcare communication

While guidelines and legislation help formalise the importance of humanised communication in healthcare, they are not effective safeguards for ensuring that patient-facing medical texts are comprehensible for their readers. There is considerable evidence that PILs and ICFs fail to fulfil their intended communicative purpose and be understood by patients and laypersons (Bothun *et al.*, 2021; Brøgger & Zethsen, 2021; Hamnes *et al.*, 2016; Jensen & Zethsen, 2012; Montalt *et al.*, 2018; Pilegaard & Ravn, 2014; Sand *et al.*, 2012; Zethsen & Askehave, 2010). Among the barriers to comprehensibility highlighted by researchers are:

- Specialised concepts and wording (using medical jargon over lay alternatives, inconsistent term usage, unexplained concepts)
- Morpho-syntactic complexity
- Style (passive voice, impersonal constructions and nominalisations)
- Volume of information
- Visual aspects (design and layout)

The cumulative effect of these challenges is that not all readers will understand the information PILs and ICFs contain, which is particularly troubling given that they fulfil critical purposes within the communicative exchange. PILs, for instance, represent "the most important source of information about medication for the patient" (Bjerrum & Foged, 2003: 58, as cited in Brøgger & Zethsen, 2021: 100), while clinical trial ICFs are the primary mechanism for obtaining and recording patients' consent for clinical research. Paradoxically, these issues appear to stem from the same legal requirements which mandate their usage. Legal requirements for "a strong intertextual relation between PILs and the highly technical Product Summary" (Zethsen & Askehave, 2010: 98) may favour an overreliance on SmPCs as the source material for PILs. For ICFs, poor comprehensibility may be due to health authorities prioritising content over readability in their regulatory guidelines (Hamnes *et al.*, 2016: 6), or their 'operationalising' consent to limit liability, facilitate data handling and comply with existing expectations concerning ICFs (Xu *et al.*, 2020: 6).

Such *dehumanising* outcomes undermine the effectiveness of patient-facing communication and may entail legal, ethical and health-related consequences. They also disproportionately impact readers with lower health literacy, which can deepen health disparities across different patient populations. This, in turn, underscores the need for enhanced humanisation efforts to ensure patient-facing medical texts are suitable for non-expert/lay readers, and encourages an examination of the contributions which individual participants to healthcare communication can make.

3.3 MEDICAL TRANSLATORS AND HUMANISATION

Demand for medical translation services has grown exponentially in recent years due in part to emerging international clinical trials and therapeutic advancements, increasingly multilingual societies, and initiatives to broaden language access to medical information by supranational institutions and organisations. This growth is supported by several industry-wide surveys which rank healthcare and/or life sciences among the largest segments of the translation market for both freelance translators and language service providers (ELIS Research, 2024; Varga, 2024), as well as by the rise in professional and academic training programmes for medical translators (Montalt *et al.*, 2018; Muñoz-Miquel, 2018).

Medical translation is also becoming more patient-centric. Research suggests that PILs and ICFs are currently the most common text types translated by professional medical translators (Chereji, 2024; Muñoz-Miquel, 2018), in contrast to more traditional, technical translations of texts for medical experts. While they still have "an expert responsibility as an intercultural and interlinguistic mediator in the resolution of possible asymmetries" (García-Izquierdo & Montalt, 2022: 4), medical translators now actively partake in the humanisation of healthcare communication by performing intralingual translations. Such tasks may be explicit, i.e., purposefully adapting scientific texts into lay materials such as factsheets for patients (Muñoz-Miquel *et al.*, 2018: 180-181), or implicit, as part of the translation of hybrid, expert-to-lay genres such as PILs and ICFs.

However, the extent to which medical translators can humanise their patient-facing translations is limited by the legal provisions governing these genres, the lay-friendliness of the source material, and the translator's skill in performing intralingual translations (ibid., 182). As such, there is emerging evidence of failed intralingual transfers in patient-facing medical translations. Referencing several studies, Montalt *et al.* (2018: 34) note that medical translators tend to revert to expert medical language in their translations, even in cases where the source text is lay-friendly, and that this trend is present regardless of whether these translators are trained in translation or medicine. Another study on English-Spanish translations of consent materials (Brelsford *et al.*, 2018) corroborates this trend and identifies a tendency among participating language service providers to translate less complex terms in English into more technical terminology in Spanish, thereby increasing the complexity of the resulting translations. In a comprehensive corpus analysis of English-Spanish ICF translations, Borghini (2015) identifies several other translation problems which negatively impact comprehensibility, from stylistic and morphosyntactic issues to those relating to terminology and cultural adaptation. It appears that when working on medical texts for patients, medical translators can exhibit an expert bias by favouring translation choices which are closer to the medical expert discursive community (as well as the source text itself), over that of the target culture of patients and laypersons. This raises questions on how best to mitigate this expert bias and enable medical translators to produce more humanised and lay-friendly translations.

3.4 TECHNOLOGY

3.4.1 Technology use in medical translation

Within the translation industry, recent years have seen a steady rise in the number and variety of technologies available to translators, from Computer-Assisted Translation (CAT) tools to Machine Translation, Automatic Speech Recognition and Generative Artificial Intelligence. This rapid technologisation and digitalisation have "altered translation as a practice and object of study" (Dam *et al.*, 2018: 11), with numerous studies charting the use of translation technologies among professional translators across different specialisms. According to the 2024 European Language Industry Survey (ELIS Research, 2024), CAT and MT tools have become mainstays for professional translators and language service providers alike, with significant increases in MT usage compared to 2023. Noteworthy is also the emerging adoption of other tools, such as GenAI and ASR (ibid.: 35-36).

This technologisation is also apparent in medical translation, although here investigations into technology use are scarcer. One international survey on professional medical translation reports that two-thirds of its 165 respondents perform their translation and MT post-editing (MTPE) work within CAT tools (Chereji, 2024). A study on French and Spanish medical translators finds that CAT tools are indispensable for the professional practice of 57 out of 70 respondents given the quality and productivity improvements they bring (Martínez, 2019: 320). MT acceptance is lower: a survey by Vidrequin (2022: 255) finds that over half of the 139 survey respondents refuse to accept MTPE tasks. Similar findings are reported in a study on English-Spanish medical translators, where only 44 % of the 39 respondents perform post-editing work (Muñoz-Miquel *et al.*, 2020: 147). Although most of these studies concern singular linguistic contexts, they do mirror attitudes to technology adoption seen across the wider translation industry (ELIS Research, 2024; Farrell, 2023).

ASR has also permeated the translation industry. The 2024 ELIS survey shows a modest, but growing adoption of speech recognition tools among independent language professionals, with an almost two-fold increase in 2024 compared to 2023 (ELIS Research, 2024: 36). Since healthcare is among the top-ranking specialisms in the same report, it is likely that users of ASR tools also include medical translators. A survey on technology use among professional medical translators corroborates these results and finds that 24 out of its 165 respondents have used ASR tools for various tasks and medical text types in their workflows (Chereji, 2024: 53).

Technology adoption rates in both healthcare and the translation industry, along with advancements in MT, ASR and GenAI warrant an investigation of whether these technologies could be leveraged to help mitigate some of the challenges inherent in humanising medical translation. Could they be used to help translators overcome their expert bias and produce more lay-friendly translations for patients? In the following section, we explore the potential of technology solutions to humanise medical communication and its translation, and discuss current and possible avenues for integrating MT, ASR and GenAI tools into these workflows.

3.4.2 Machine translation

Machine translation is the process of automatic translation from one language into another using a computer application (International Organization for Standardization, 2017). Despite several hype and 'boom-and-bust' cycles, MT solutions have become a practical reality within the translation industry, with considerable improvements in output quality in particular domains and language pairs (Koehn, 2020: 30). Following successive paradigm shifts, neural machine translation (NMT) has become the dominant approach, with wide-ranging applications across several fields, including healthcare. Haddow *et al.* (2021: 114) divide these applications into three categories: using MT to assist with (1) the translation of health-related information for the general public; (2) the translation of specialist health-related information, such as scientific papers and patents; and (3) facilitating doctor-patient communication, particularly in live interactions when language barriers are present.

There are a few reasons why MT tools have promise for patient-facing medical translations. NMT systems can produce more fluent output compared to previous paradigms, particularly in high-resource language contexts (Toral & Sánchez-Cartagena, 2017; Van Brussel *et al.*, 2018) and they are less dependent on the source text, prioritising the target text in predictive modelling and producing translations even in out-of-vocabulary (OOV) scenarios (Müller *et al.*, 2020). These features may play a role in humanising patient-facing translations; improvements in fluency could potentially help mitigate some of the intralingual deficiencies identified in human medical translations that hinder patient comprehension, and lessen source text interference, since NMT models are less dependent in their architecture on the source than prior MT models.

Nevertheless, there are pitfalls to MT use, particularly concerning adequacy. Studies report that despite gains in fluency, NMT engines can underperform "to the point that they completely sacrifice adequacy for the sake of fluency" (Koehn & Knowles, 2017: 1). In other cases, the opposite appears to be true: a study on English-Lithuanian machine translation of medical terms (Kasperė *et al.*, 2023) found that, while the adequacy of MT output was acceptable for non-professional use, segment-level fluency was poor, affecting comprehension and information usefulness (ibid., p.18). Moreover, the same processes that enable OOV output production tend to disproportionately prioritise target translations to the detriment of the source text. This can lead to errors such as omissions, additions, mistranslations, hallucinations, and distortions across different language pairs (Haque *et al.*, 2020; Toral & Sánchez-Cartagena, 2017; Van Brussel *et al.*, 2018).

In safety-critical domains such as medicine, translation errors carry significant consequences, particularly in patient-facing settings. While MT can help overcome language barriers in doctor-patient communication, it often serves as an ad-hoc alternative to human mediation given a "lack of time and resources, cultural barriers, medical literacy, and accountability in cases of miscommunication" (Mehandru *et al.*, 2022: 2016). In these cases, it is the patient or vulnerable person who disproportionately bears the brunt of "the risks and harms of machine translation", resulting in "frustration, conversational breakdowns, and even human rights violations" (ibid.). This, in turn, can lead to feelings of dehumanisation, alienation and distrust in the medical community, even though MT was used to foster greater inclusion.

Despite these challenges, MT systems continue to be developed and deployed in medical translation. Yet for these systems to be usable, workflows must include risk-based processes aimed at reducing specific risks "to a tolerable degree" (Canfora & Ottmann, 2020: 61) and ensuring the safety of end-users in safety-critical contexts such as patient-facing translations. One potentially useful paradigm would be to couple high-performing MT engines fine-tuned for the medical domain with human post-editing by professional medical translators. This workflow is being investigated in the author's doctoral project (Chereji, forthcoming), with the aim of assessing the effect of MTPE on translators' output quality, productivity, cognitive load, and self-reported perceptions of their in-task performance. Another path to leverage the humanising potential of MT is proposed by Mehandru *et al.* (2022), who advocate for fine-tuned NMT systems enhanced with pre-translated medical phrases (ibid.: 2016-2017) to improve their accuracy and consistency. They also argue for the broadening of MT beyond interlingual translation and envisage MT systems which consider differences in users' language proficiency levels by allowing intralingual transfers between the medical and lay contexts. While these workflows may not be feasible at present due to technological, ethical or regulatory constraints, they do highlight promising avenues for future research and development of MT solutions which support, complement and further humanise doctor-patient communication and its translation.

3.4.3 Automatic Speech Recognition

Among the newer additions to the translation technology landscape are speech technologies, which include Automatic Speech Recognition (also known as 'speech-to-text') and Speech Synthesis (or 'text-to-speech'). ASR tools refer to "language-specific computer programs that convert spoken input into written text in the language of the original speech" (Ciobanu & Secară, 2019: 92). In healthcare, ASR-enabled multilingual voice assistants, chatbots or transcription tools have been used by clinicians, administrative staff and patients in clinical settings and telemedicine, among other use-cases (Zapata & Søeborg Kirkedal, 2015).

In translation, ASR is used primarily to dictate translations instead of typing them using a keyboard. Existing research suggests there are distinct advantages to this practice, from improved ergonomics and accessibility

(Ehrensberger-Dow & O'Brien, 2015) to productivity increases (Ciobanu, 2016; Zapata *et al.*, 2017). ASR may also have a positive impact on output fluency. In a study on professional translators by Ciobanu (2016), feedback from participants suggested that dictated translations tended to be "more natural-sounding in terms of style and structure", especially in longer texts and domains known to the translator (ibid.: 135). Similar findings are reported by Chereji (2024), who notes that a small proportion of medical translators with ASR experience leverage dictation to achieve more fluent, natural-sounding output. There are, however, caveats to these fluency improvements. In Ciobanu's study (2016), translators using dictation reported a tendency to use more colloquial and informal language (characteristic of spoken communication) and noted that ASR is best suited to longer translations from scratch, as opposed to shorter or truncated segments (ibid.: 135-137).

These results may represent an advantage in patient-facing medical translation, particularly with reference to ICFs, which include long and complex sentences and require a high degree of comprehensibility. Using ASR to dictate ICFs — perhaps as a first draft to be subsequently self-revised — may allow medical translators to make other, more lay-friendly translation choices than they would when typing, as well as distance themselves from the structure and syntax of the source text. This, in turn, may help mitigate translators' expert bias by lowering the overall formality of the target text and produce a more humanised and understandable translation.

At present, widespread adoption of ASR for medical translation workflows remains limited, due to factors ranging from the additional reviewing required to correct dictated output to a lack of awareness of its viability. Technological limitations are another important challenge. Although there are several ASR tools on the market, including solutions tailored to the medical domain such as Dragon Medical One,[1] they have uneven coverage of lower-resource languages and can be difficult to integrate into CAT tools (Chereji, 2024; Ciobanu, 2016). To address this, producers of CAT tools have started building ASR functionality into their

---

[1] https://www.nuance.com/healthcare/dragon-ai-clinical-solutions/dragon-medical-one.html

platforms. One example is the cloud-based CAT tool Matecat,[2] which uses the Google Speech-to-Text API[3] to offer translation dictation in 125 languages and variants, at the time of writing.

These initiatives not only broaden access to ASR tools, but also allow researchers to conduct authentic, workplace-based studies on the impact of ASR tools within translation workflows. The author's own doctoral project is one such example (Chereji, forthcoming). Among the project's aims is to empirically assess whether — and how — dictation shapes the readability and lay-friendliness of medical translators' output, productivity, cognitive load, and attitudes compared to MTPE and typed translation from scratch in the context of English-Romanian translations of clinical trial ICFs. It is hoped these results will contribute to existing research on the output improvements and humanising potential of ASR-enabled translation and provide a proof-of-concept for using ASR in medical translation workflows, particularly for patient-facing medical texts.

3.4.4 Generative Artificial Intelligence

Generative Artificial Intelligence is the most recent technology to enter the translation industry and perhaps also the most disruptive. Defined as "a family of AI systems that are capable of generating new content [...] based on 'prompts'" (Benaich, 2023: 5), they include several models, of which OpenAI's GPT-4 is possibly the most well-known and best performing (ibid.: 12). GPT-4 was launched in March 2023 and its impact could already be seen across the translation industry one year later. The 2024 ELIS survey indicates that GenAI is being used by independent professionals (8 %), language service providers (11 %), and universities (12 %), although there are differences between GenAI implementation and actual use (ELIS Research, 2024: 40). Reception among survey respondents is mixed: much like MT before it, AI is seen as both essential for future technology implementation and strategic planning, and a threat to the profession and the work of human translators (ibid.).

---

[2] https://www.matecat.com/
[3] https://cloud.google.com/speech-to-text

In healthcare, GenAI solutions have been deployed to improve disease detection and diagnosis, and enhance information gathering and access (Clusmann *et al.*, 2023; Moulaei *et al.*, 2024). One review of existing literature found that a major benefit of GenAI is "providing rapid access to information and valuable insights" as part of patient care and support, which may help enhance patient engagement (Moulaei *et al.*, 2024: 7). In addition to information retrieval, GenAI tools could also help reformulate information for different purposes or target audiences. Clusmann *et al.* (2023) note that Large Language Models (LLMs) "may improve communication between healthcare staff and patients" by providing translations and summaries, and "text simplification capabilities" (ibid.: 144). Zaretsky *et al.* (2024) also look at LLMs and their ability to make inpatient discharge summaries more comprehensible through intralingual translation. They find that the texts produced using an LLM (OpenAI's GPT-4 in their case) resulted in discharge summaries that were significantly more readable and understandable for patients than their unenhanced versions, with better readability scores and smaller wordcounts (ibid.: 6-7). These improvements, however, came with potential safety risks due to the accuracy and completeness errors introduced by the model, with omissions and hallucinations present in several of the texts (ibid.: 7).

Similar findings are reported by Deilen *et al.* (2024) in their study on intralingual machine translation of medical texts from German into Plain German. The authors compared texts simplified using an AI-enabled MT system to those simplified manually by human translators and found that the machine translated texts were more readable than both the source and the human translations (ibid.: 50). However, they were also significantly more complex in terms of syntax than both source and human translations, and contained "grammatical errors and misspellings, omissions of relevant prefixes or negation, incorrect explanations of technical terms, incomplete listings, contradictory statements, etc.", with only one of the 30 texts in their study translated correctly (ibid.: 47-48).

While GenAI's intralingual adaptation and simplification capabilities may hold promise for humanising patient communication, their implementation into real-life medical settings would require stringent clinical, ethical and legal safeguards, in addition to overcoming "formidable, if solvable, technological and workflow barriers" (Raghu Subramanian *et al.*, 2024: 2). In medical translation workflows, these challenges would be compounded by asymmetries in the availability of resources and training data for different language pairs, effective and consistent prompting, and the (current) lack of guidelines or standards for the translators expected to post-edit GenAI-generated output. Given these challenges, and the fact that GenAI is still relatively new to the translation industry, considerably more research is needed to assess its usability for different tasks, language pairs and domains, particularly in high-risk, zero-error specialisms such as medical translation.

3.5 CONCLUSIONS

This chapter discussed existing and potential applications of Machine Translation, Automatic Speech Recognition, and Generative Artificial Intelligence in humanising patient-facing medical communication and its translation.

In modern healthcare systems, there is an apparent tension between the aim of achieving more humanised, patient-centred care, and the mechanisms used to deliver it. On the one hand, the importance of patient-friendly communication is upheld by regulatory guidelines and legislation codifying what — and how — information should be provided to patients. There are increasingly diverse medical text types and genres, reflecting the dynamism of the healthcare sector and its therapeutic advancements, and communication channels, from print to online materials, applications and smartphone-based tools. Medical information is provided in an ever-expanding variety of languages to meet the needs of multilingual, globalised societies, as well as at different intralingual levels to accommodate varying levels of linguistic proficiency and health literacy.

On the other hand, these efforts are at times deficient or insufficient to achieve their humanising aims. Despite considerable research showing that patient-facing written communication is not compatible with the literacy needs of its target audience, and extensive recommendations for improvements, texts such as PILs and ICFs continue to pose comprehension challenges to their non-expert, lay target readers. In turn, these challenges can be reproduced or magnified when translated into another language, with medical translators displaying an expert bias which prioritises the discursive conventions of healthcare professionals over that of patients as laypersons. This tendency can arise regardless of the expertise or professional background of medical translators themselves, whether they are trained linguists or medical experts (Jensen & Zethsen, 2012), possibly due to asymmetries between the source and target healthcare contexts and expectations concerning lay-friendly communication.

Given the widespread use of technology solutions in healthcare and the translation industry, investigations are needed into the extent to which they could be leveraged to support users in producing more humanised and comprehensible patient-facing communication. It is noteworthy that MT, ASR and GenAI have been used by clinicians and medical translators alike, albeit to different ends: while in healthcare, these tools (with MT and GenAI in particular) serve to overcome language barriers and facilitate greater information access, in translation, they are typically used to support translators' workflows and enhance their output. While each technology can bring advantages to both practitioners and translators, none is without drawbacks and requires additional research, as well as standards and guidelines to ensure its viability, particularly in patient-facing medical contexts.

REFERENCES

Benaich, N. (2023). *State of AI Report*. Air Street Capital. https://www.stateof.ai/

Borghini, L. G. (2015). *La traducción inglés-español del consentimiento informado en investigación clínica*. Fundacion Dr. Antonio Esteve.

Bothun, L. S., Feeder, S. E., & Poland, G. A. (2021). Readability of Participant Informed Consent Forms and Informational Documents: From Phase 3 COVID-19 Vaccine Clinical Trials in the United States. *Mayo Clinic Proceedings*, 96(8), 2095-2101. https://doi.org/10.1016/j.mayocp.2021.05.025

Brelsford, K. M., Ruiz, E., & Beskow, L. (2018). Developing informed consent materials for non-English-speaking participants: An analysis of four professional firm translations from English to Spanish. *Clinical Trials*, 15(6), 557-566. https://doi.org/10.1177/1740774518801591

Brøgger, M. N., & Zethsen, K. K. (2021). Inter- and intralingual translation of medical information: The importance of comprehensibility. In Ş. Susam- Saraeva & E. Spišiaková (eds.), *The Routledge Handbook of Translation and Health* (pp. 96-107). Routledge. https://doi.org/10.4324/9781003167983-9

Bu, X., Wang, Y., Du, Y., Mu, C., Zhang, W., & Wang, P. (2024). Bridge the gap caused by public health crises: Medical humanization and communication skills build a psychological bond that satisfies patients. *International Journal for Equity in Health*, 23(1), 40. https://doi.org/10.1186/s12939-024-02116-4 (Retraction published 2024, *International Journal for Equity in Health* 23:40, 236)

Canfora, C., & Ottmann, A. (2020). Risks in neural machine translation. *Translation Spaces*, 9(1), 58-77. https://doi.org/10.1075/ts.00021.can

Chereji, R. (2024). What makes a medical translator? A survey on medical translators' profiles, work-related challenges and use of Computer-Assisted Translation and Automatic Speech Recognition tools. *The Journal of Specialised Translation*, (42), 39-63. https://doi.org/10.26034/cm.jostrans.2024.5979

Chereji, R. (forthcoming). *Expert-to-Lay Communication: The Use of Automatic Speech Recognition and Machine Translation Post-Editing (PEMT) in Translations for the Medical Domain*. [Doctoral thesis in preparation]. University of Vienna.

Ciobanu, D. (2016). Automatic Speech Recognition in the professional translation process. *Translation Spaces*, 5(1), 124-144. https://doi.org/10.1075/ts.5.1.07cio

Ciobanu, D., & Secară, A. (2019). Speech recognition and synthesis technologies in the translation workflow. In M. O'Hagan (ed.), *The Routledge Handbook of Translation and Technology* (pp. 91-106). Routledge. https://doi.org/10.4324/9781315311258-7

Clusmann, J., Kolbinger, F. R., Muti, H. S., Carrero, Z. I., Eckardt, J.-N., Laleh, N. G., Löffler, C. M. L., Schwarzkopf, S.-C., Unger, M., Veldhuizen, G. P., Wagner, S. J., & Kather, J. N. (2023). The future landscape of large language models in medicine. *Communications Medicine*, 3(1), 141-148. https://doi.org/10.1038/s43856-023-00370-1

Dam, H. V., Brøgger, M. N., & Zethsen, K. K. (2018). Moving Boundaries in Translation Studies: Introduction. In H. V. Dam, M. N. Brøgger & K. K. Zethsen (eds.), *Moving Boundaries in Translation Studies* (1st ed., pp. 1-11). Routledge. https://doi.org/10.4324/9781315121871-1

Damen, V., Sturlese, V., Podetti, S., & Avagliano, M. (2020). *Umanizzazione. Prassi per il benessere nei luoghi della Salute* (pp. 1-148). Agenzia sanitaria e sociale regionale. https://assr.regione.emilia-romagna.it/innovazione-sociale/equita/umanizzazione/prassi-umaniz

Deilen, S., Lapshinova-Koltunski, E., Hernández Garrido, S., Maaß, C., Hörner, J., Theel, V., & Ziemer, S. (2024). Towards AI-supported Health Communication in Plain Language: Evaluating Intralingual Machine Translation of Medical Texts. In D. Demner-Fushman, S. Ananiadou, P. Thompson & B. Ondov (eds.), *Proceedings of the First Workshop on Patient-Oriented Language Processing (CL4Health) @ LREC-COLING 2024* (pp. 44-53). ELRA and ICCL. https://aclanthology.org/2024.cl4health-1.6

Ehrensberger-Dow, M., & O'Brien, S. (2015). Ergonomics of the Translation Workplace: Potential for Cognitive Friction. *Translation Spaces*, 4(1), 98-118. https://doi.org/10.1075/ts.4.1.05ehr

ELIS Research. (2024). *European Language Industry Survey 2024. Trends, expectations and concerns of the European language industry.* https://elis-survey.org/repository/

European Commission (2009). *Guideline on the Readability of the Labelling and Package Leaflet of Medicinal Products for Human Use.* Brussels. https://health.ec.europa.eu/system/files/2016-11/2009_01_12_readability_guideline_final_en_0.pdf

European Medicines Agency (2018). *Guideline for good clinical practice E6(R2).* London. https://www.ema.europa.eu/en/documents/scientific-guideline/ich-guideline-good-clinical-practice-e6r2-step-5_en.pdf

Farrell, M. (2023). Do translators use machine translation and if so, how? Results of a survey among professional translators. In J. Moorkens & V. Sosoni (eds.), *Proceedings of the 44th Translating and the Computer (TC44) conference* (pp. 49-60). https://www.asling.org/tc44/wp-content/uploads/TC44-luxembourg2022.pdf

García-Izquierdo, I., & Montalt, V. (2022). Cultural Competence and the Role of the Patient's Mother Tongue: An Exploratory Study of Health Professionals' Perceptions. *Societies*, 12(2), 53. https://doi.org/10.3390/soc12020053

Haddow, B., Birch, A., & Heafield, K. (2021). Machine translation in healthcare. In Ş. Susam-Saraeva & E. Spišiaková (eds.), *The Routledge Handbook of Translation and Health* (pp. 108-129). Routledge. https://doi.org/10.4324/9781003167983-10

Hamnes, B., van Eijk-Hustings, Y., & Primdahl, J. (2016). Readability of patient information and consent documents in rheumatological studies. *BMC Medical Ethics*, 17(1), 42. https://doi.org/10.1186/s12910-016-0126-0

Haque, R., Hasanuzzaman, M., & Way, A. (2020). Analysing terminology translation errors in statistical and neural machine translation. *Machine Translation*, 34(2-3), 149-195. https://doi.org/10.1007/s10590-020-09251-z

Heras La Calle, G., Oviés, Á. A., & Tello, V. G. (2017). A plan for improving the humanisation of intensive care units. *Intensive Care Medicine*, 43(4), 547-549. https://doi.org/10.1007/s00134-017-4705-4

International Organization for Standardization. (2017). *Translation services - Post-editing of machine translation output - Requirements* (ISO Standard No. 18587:2017). https://www.iso.org/standard/62970.html

Jensen, M. N., & Zethsen, K. K. (2012). Translation of patient information leaflets: Trained translators and pharmacists-cum-translators - A comparison. *Linguistica Antverpiensia, New Series - Themes in Translation Studies*, 11, 31-49. https://doi.org/10.52034/lanstts.v11i.295

Kasperė, R., Mikelionienė, J., & Venckienė, D. (2023). Medical terminology issues: A feasibility study of machine translation in a low-resource language. *SKASE Journal of Translation and Interpretation*, 16(2), 5-22. https://doi.org/10.33542/JTI2023-2-2

Koehn, P. (2020). *Neural Machine Translation* (1st ed.). Cambridge University Press. https://doi.org/10.1017/9781108608480

Koehn, P., & Knowles, R. (2017). Six Challenges for Neural Machine Translation. *Proceedings of the First Workshop on Neural Machine Translation, Vancouver*, 28-39. https://doi.org/10.18653/v1/W17-3204

Lamouret Colom, M. G., & García Nieto, M. T. (2020). Communicating the humanisation of hospital care. An exercise in social responsibility in Madrid's hospitals. *Doxa Comunicación. Revista Interdisciplinar de Estudios de Comunicación y Ciencias Sociales*, 30, 187-210. https://doi.org/10.31921/doxacom.n30a10

Martínez, L. (2019). L'impact de la technologie sur les traductions spécialisées. Le cas de la traduction médicale. *Des Mots Aux Actes*. https://doi.org/10.15122/isbn.978-2-406-09779-2.p.0309

Mehandru, N., Robertson, S., & Salehi, N. (2022). Reliable and Safe Use of Machine Translation in Medical Settings. Proceedings of the *2022 ACM Conference on Fairness, Accountability, and Transparency*, 2016-2025. https://doi.org/10.1145/3531146.3533244

Montalt, V., Zethsen, K. K., & Karwacka, W. (2018). Medical translation in the 21st century - challenges and trends. *MonTI. Monografías de Traducción e Interpretación*, 10, 27-42.

Moulaei, K., Yadegari, A., Baharestani, M., Farzanbakhsh, S., Sabet, B., & Reza Afrash, M. (2024). Generative artificial intelligence in healthcare: A scoping review on benefits, challenges and applications. *International Journal of Medical Informatics*, 188, 105474. https://doi.org/10.1016/j.ijmedinf.2024.105474

Müller, M., Ríos, A., & Sennrich, R. (2020). Domain Robustness in Neural Machine Translation. https://doi.org/10.48550/arxiv.1911.03109

Muñoz-Miquel, A. (2018). Differences between linguists and subject-matter experts in the medical translation practice: An empirical descriptive study with professional translators. *Target: International Journal of Translation Studies*, 30(1), 24-52. https://doi.org/10.1075/target.14130.mun

Muñoz-Miquel, A., Ezpeleta-Piorno, P., & Saiz-Hontangas, P. (2018). Intralingual translation in healthcare settings: Strategies and proposals for medical translator training. *MonTi: Monografías de Traducción e Interpretación*, 10, 177-204. https://doi.org/10.6035/MonTI.2018.10.7

Muñoz-Miquel, A., Montalt, V., & García-Izquierdo, I. (2020). Fostering Employability through Versatility within Specialisation in Medical Translation Education. *HERMES - Journal of Language and Communication in Business*, 60, 141-154. https://doi.org/10.7146/hjlcb.v60i0.121316

Pérez-Fuentes, M. del C., Herera-Peco, I., Molero Jurado, M. del M., Oropesa Ruiz, N. F., Ayuso-Murillo, D., & Gázquez Linares, J. J. (2019). The Development and Validation of the Healthcare Professional Humanization Scale (HUMAS) for Nursing. *International Journal of Environmental Research and Public Health*, 16(20), 3999. https://doi.org/10.3390/ijerph16203999

Pilegaard, M., & Ravn, H. B. (2014). Informed consent: Towards improved lay-friendliness of patient information sheets. *Communication & Medicine*, 10(3), 201-211. https://doi.org/10.1558/cam.v10i3.201

Raghu Subramanian, C., Yang, D. A., & Khanna, R. (2024). Enhancing Health Care Communication With Large Language Models—The Role, Challenges, and Future Directions. *JAMA Network Open*, 7(3), e240347. https://doi.org/10.1001/jamanetworkopen.2024.0347

Regulation (EU) No 536/2014 of the European Parliament and of the Council of 16 April 2014 on Clinical Trials in Medicinal Products for Human Use and Repealing Directive 2001/20/EC, Off. J. L. 158

(27.05.2014) (2014). https://eur-lex.europa.eu/eli/reg/2014/536/2022 -12-05

Sand, K., Eik-Nes, N. L., & Loge, J. H. (2012). Readability of informed consent documents (1987-2007) for clinical trials: A linguistic analysis. *Journal of Empirical Research on Human Research Ethics: JERHRE*, 7(4), 67-78. https://doi.org/10.1525/jer.2012.7.4.67

Todres, L., Galvin, K. T., & Holloway, I. (2009). The humanization of healthcare: A value framework for qualitative research. *International Journal of Qualitative Studies on Health and Well-Being*, 4(2), 68-77. https://doi.org/10.1080/17482620802646204

Toral, A., & Sánchez-Cartagena, V. M. (2017). A Multifaceted Evaluation of Neural versus Phrase-Based Machine Translation for 9 Language Directions. https://doi.org/10.48550/arxiv.1701.02901

Van Brussel, L., Tezcan, A., & Macken, L. (2018, May). A fine-grained error analysis of NMT, SMT and RBMT output for English-to-Dutch. *Proceedings of the Eleventh International Conference on Language Resources and Evaluation (LREC 2018)*. LREC 2018. https:// aclanthology.org/L18-1600

Varga, L. K. (2024). *The 2024 Nimdzi 100: The ranking of the largest language service providers in the world*. Nimdzi. https://www.nimdzi .com/wp-content/uploads/2024/03/The-2024-Nimdzi-100.pdf

Vidrequin, M. (2022). Assessing Quality and Use of MT by Professional Freelance Translators in the Medical Field. In S. Castilho, R. Caro Quintana, M. Stasimioti & V. Sosoni (eds.). *Proceedings of the New Trends in Translation and Technology Conference - NETTT 2022* (pp. 254-258). https://acl-bg.org/proceedings/2022/NeTTT%202022/ NeTTT-2022-Final-Proceedings.pdf#chapter.31

World Health Organization. (2009). Patient empowerment and health care. *WHO guidelines on hand hygiene in health care: first global patient safety challenge clean care is safer care*, 2. https://iris.who.int/ bitstream/handle/10665/44102/9789241597906_eng.pdf?sequence=1

Xu, A., Baysari, M. T., Stocker, S. L., Leow, L. J., Day, R. O., & Carland, J. E. (2020). Researchers' views on, and experiences with, the requirement to obtain informed consent in research involving human participants: A qualitative study. *BMC Medical Ethics*, 21(1), 93 -11. https://doi.org/10.1186/s12910-020-00538-7

Zapata, J., Castilho, S., & Moorkens, J. (2017). Translation Dictation vs. Post-editing with Cloud-based Voice Recognition: A Pilot Experiment.

In M. Yamada & M. Seligman (eds.), *Proceedings of Machine Translation Summit XVI: Commercial MT Users and Translators Track* (pp. 116-129). https://aclanthology.org/2017.mtsummit-commercial.13

Zapata, J., & Søeborg Kirkedal, A. (2015). Assessing the Performance of Automatic Speech Recognition Systems When Used by Native and Non-Native Speakers of Three Major Languages in Dictation Workflows. *Proceedings of the 20th Nordic Conference of Computational Linguistics*, 201-210.

Zaretsky, J., Kim, J. M., Baskharoun, S., Zhao, Y., Austrian, J., Aphinyanaphongs, Y., Gupta, R., Blecker, S. B., & Feldman, J. (2024). Generative Artificial Intelligence to Transform Inpatient Discharge Summaries to Patient-Friendly Language and Format. *JAMA Network Open*, 7(3), e240357. https://doi.org/10.1001/jamanetworkopen.2024.0357

Zethsen, K. K., & Askehave, I. (2010). PIL of the month: A study of best practice in EU patient information leaflets. *Journal of Applied Linguistics & Professional Practice*, 7(1), 97-120

CAPÍTULO 4. LA COMUNICACIÓN Y LA COMPRENSIÓN DE LA INFORMACIÓN ENTRE EL PROFESIONAL DE LA SALUD Y EL PACIENTE PEDIÁTRICO: RECURSOS QUE PIVOTAN EN LA TERMINOLOGÍA

Rosa Estopà
Universitat Pompeu Fabra
ORCID: 0000-0002-7382-1518

RESUMEN: El diagnóstico o la sospecha de una enfermedad genera un impacto emocional importante en las personas y en sus familiares. En las interacciones con los profesionales de la salud, surgen impedimentos comunicativos que no permiten una comunicación completa. Las razones son de diversa naturaleza: cognitivas, lingüísticas, psicológicas, culturales. En este artículo explicaremos proyectos que se han propuesto analizar problemas de comunicación en salud en colectivos diferentes de pacientes y buscar soluciones para mejorar la calidad de vida de todo ciudadano en temas relacionados con la enfermedad y la salud. En primer lugar, se expondrá la construcción de una batería de recursos en diferentes formatos que explican los términos médicos a los niños de una manera innovadora y más adecuada a las necesidades infantiles; en segundo lugar, se plantearán las singularidades de la construcción de una app-web, COMJUNTOS, que facilita la comunicación con los profesionales de la salud a las familias de un niño con una enfermedad minoritaria. La lingüística puede ayudar a detectar los problemas de comprensión y a construir aplicaciones pensadas para los pacientes.

PALABRAS CLAVE: lenguaje; terminología; alfabetización en salud; comunicación médico-paciente; paciente pediátrico.

ABSTRACT: The diagnosis or suspicion of a disease has a significant emotional impact on individuals and their families. In interactions with health professionals, communication impediments arise that do not allow for complete communication. The reasons are diverse: cognitive, linguistic, psychological, cultural. In this article, we will explain projects that have set out to analyze health communication problems in different groups of patients and seek solutions to improve the quality of life of all citizens in issues related to illness and health. In the first place, the construction of a battery of resources in different formats that explain medical terms to children in an innovative way and more appropriate to children's needs will be exposed;

secondly, the singularities of the construction of a web app, COMJUNTOS, which facilitates communication with health professionals for the families of a child with a rare disease, will be discussed. Linguistics can help detect comprehension problems and build applications designed for patients.

KEYWORDS: language; terminology; health literacy; doctor-patient communication; paediatric patient.

4.1 INTRODUCCIÓN: HACIA LA CULTURALIZACIÓN EN SALUD[1]

La salud es una de las preocupaciones prioritarias del ser humano. La enfermedad no ha sido nunca bien recibida y menos actualmente cuando un simple virus irrumpió en nuestras vidas de forma brusca, recordándonos que somos vulnerables y frágiles. El diagnóstico de una enfermedad —y si esta es crónica y/o grave todavía más—, genera un impacto emocional importante en las personas. A menudo, a partir de ese momento, se sucederán un séquito de interacciones con profesionales de la salud en las que, en mayor o menor medida, surgirán impedimentos comunicativos que no permitirán una comunicación completa ni satisfactoria (Domènech y Estopà, 2019; Safeer y Keenaan, 2005; Sorensen *et al.*, 2012). Si, además, nos centramos en un contexto pediátrico, esos problemas comunicativos pueden incrementarse y esparcirse afectando también al entorno familiar del niño. En estos actos comunicativos el niño y su familia —espantado, vulnerable, angustiado, carente de información médica— tienen un rol de inferioridad respecto al profesional de la salud.

La comunicación profesional sanitario-paciente es desigual y todavía hoy demasiado unidireccional (Harrington y Record, 2024). El profesional de la salud suele ser concebido como un héroe con poderes para salvar al paciente. Hay muchos elementos en los actos clínicos que influyen en la comunicación que son diferenciales entre ambos interlocutores: algunos son físicos (la bata, el espacio) y otros inmateriales (el léxico,

[1] Este trabajo se ha realizado en el marco del proyecto: *LEXMED. Léxico médico y definición: la construcción dinámica del significado terminológico a través de un corpus lexicográfico escolar*, de referencia PID2021-125906NB-I00/MICIN/ AEI/10.13039/501100011033/FEDER, UE, financiado por el Ministerio de Ciencia e Innovación, la Agencia Estatal de Investigación y el Fondo Europeo de Desarrollo Regional.

el conocimiento, los gestos). El paciente suele llegar en una situación de fragilidad, tiene miedo, a veces vergüenza, no tiene conocimiento sobre el tema, se siente inferior, no conoce el espacio. En el ámbito del lenguaje, hay elementos que contribuyen en una *mala* o *buena* comunicación: la mirada, el tono de la voz, el silencio, la distancia, el texto, etcétera. Pero quizás uno de los problemas nucleares sea la terminología que usa el profesional en sus comunicaciones, orales y escritas, con el paciente (Estopà, 2020; Estopà y Montané, 2020): condensación de términos, palabras que no se entienden con formantes grecolatinos no transparentes, palabras que no se explican, uso de siglas, fraseología especializada, etcétera.

De entrada, es muy significativo que muchas de las quejas a médicos e instituciones de salud son consecuencia o bien de fallas de comunicación o bien de una deficiente relación médico-paciente. Por ejemplo, una investigación llevada a término por Moore *et al.* (2016) analizó las quejas presentadas en Australia y Nueva Zelanda y encontró que la mayoría se relacionaban con problemas de comunicación y relación médico-paciente, como la falta de empatía, la falta de información adecuada y la falta de seguimiento adecuado del tratamiento. Previamente, Levinson *et al.* (2010) analizaron quejas de pacientes, presentadas en los Estados Unidos, y encontraron que la mayoría estaban relacionadas con problemas de comunicación, como la falta de comunicación clara sobre el diagnóstico y el plan de tratamiento, así como la falta de respeto hacia los pacientes. Lo mismo se constata en estudios de países de habla hispánica: el estudio de Ruiz *et al.* (2015) examinó las quejas de los pacientes en el sistema de salud de España y encontró que muchas estaban también relacionadas con problemas de comunicación. Por el contrario, hay investigaciones que constatan que los profesionales más bien valorados tanto por los pacientes como por sus propios compañeros son los que se comunican mejor y tienen una empatía mayor con el paciente. Todos estos trabajos proporcionan una evidencia sólida de que una comunicación efectiva entre sanitarios y pacientes caracterizada por la empatía, la escucha activa y la claridad de la información, está positivamente asociada con una mayor satisfacción del paciente, una mejor adherencia al tratamiento y mejores resultados de salud en general.

Otros estudios sobre las preocupaciones de los pacientes ponen de manifiesto que la terminología es el principal escollo con el que se encuentran los pacientes y sus familias. Así lo demostró un trabajo realizado por Armayones *et al.* (2018) en el que entrevistaron a familias de niños con una enfermedad minoritaria. Esos padres denunciaron la perplejidad ante un alud de términos que no entienden y que no se atreven a preguntar a los profesionales, que muchas veces acaban consultando en internet y que después de navegar por las redes el desconcierto aumenta y la comprensión de la terminología sigue latente e incluso la confusión es mayor. Si trasladamos la situación al paciente pediátrico imaginemos cómo se puede sentir de confuso y de asustado un niño que no entiende la terminología que los profesionales usan para hablar de su enfermedad, muchas veces delante de él, pero dirigiéndose a sus padres. Los niños, muchas más veces de lo deseable, no entienden a su médico, no entienden las palabras que usan los profesionales de la salud para hablar de sus problemas de salud. En estos casos, el niño suele activar la imaginación, que le puede llevar por caminos no deseables (Estopà, 2020, 2023): así si no se explica bien el *cáncer* a la población infantil estos tienen ideas muy equivocadas que los llevan a creer que el *cáncer* —palabra que les asusta mucho— siempre mata, es solo caída de pelo y es una enfermedad contagiosa.

El paciente, desamparado, tenga la edad que tenga, puede que quiera entender. Normalmente, ese paciente, cuando no entiende algo, empieza a buscar por internet y/o a preguntar a personas de su familia, de su entorno, pero no siempre recibe respuestas adecuadas (Mayol, 2023). De manera que la angustia y el sentimiento de estar perdido entre letras no desaparece, sino que se incrementa. Así, el acceso a muchas fuentes de información sin filtros, el avance del deseo de mayor autonomía por parte de los ciudadanos y la montaña de dudas que proporciona la consulta a Google o a sistemas de inteligencia artificial como ChatGPT, empujan al sistema sanitario a ofrecer una información de calidad adecuada al paciente y a compartir las decisiones sobre los pacientes con los pacientes. No se trata de discutir con el médico su propuesta terapéutica porque él es el especialista, pero sí de conocer y entender, porque un paciente bien informado es un paciente colaborativo que se recupera mejor (Harrington y Record, 2024).

Según la Organización Mundial de la Salud (OMS) la culturalización en salud —comúnmente llamada *alfabetización* (Sorensen *et al.*, 2012)— se suele definir como el conjunto de habilidades sociales y cognitivas que determinan el nivel de motivación y capacidad de una persona para acceder, entender y utilizar la información de forma que le permita promover y mantener una buena salud (Falcón y Luna, 2012). Es un cambio de cultura en las relaciones de una persona con su enfermedad y sobre todo en las relaciones médico-paciente. Los bajos niveles de alfabetización en salud pueden dar lugar a dificultades de acceso a cuidados necesarios, comprensión de la información suministrada por los profesionales, de seguimiento y adherencia a los tratamientos y conllevan un aumento de ingresos hospitalarios y consultas a urgencias. Sin embargo, la culturalización en salud no es posible si el paciente no entiende a los profesionales de la salud cuando estos se dirigen a él. Se sabe que uno de los temas más buscados en internet son los problemas de salud. Así, actualmente, la existencia de información no es un problema, pues hay disponible en un solo clic millones de palabras. Al contrario, muchos pacientes se sienten mareados de tanta información (*infoxicación en salud*, lo vimos también durante la pandemia de la COVID-19 (Macip, 2021). Hoy día, la palabra clave es discriminación informativa: ¿cómo discriminar la información adecuada a las necesidades de cada paciente? En el fondo este cambio de paradigma implica también un cambio de rol del sanitario que prescriba información como parte del tratamiento. Para ello, hay que construir herramientas y recursos pensados para el paciente, también para el paciente pediátrico y su familia.

Cuando un paciente comprende su condición y las opciones de tratamiento disponibles, se convierte en un paciente empoderado (Vidal-Sabanés, 2021). Este empoderamiento se traduce en la capacidad de participar activamente en las decisiones relacionadas con su atención médica, colaborando de manera más efectiva con los profesionales de la salud en el diseño de un plan de tratamiento que se ajuste a sus necesidades individuales. El empoderamiento del paciente se ha asociado con una serie de beneficios (Frosch y Elwyn, 2014), incluida una mayor adherencia al tratamiento, una mejor gestión de enfermedades crónicas, una reducción de complicaciones médicas y una mejor calidad de vida en general.

Para alcanzar un nivel de empoderamiento óptimo, es crucial que los pacientes tengan acceso a información precisa y comprensible sobre su condición médica. Esto puede incluir recursos educativos proporcionados por profesionales de la salud, sitios web confiables, grupos de apoyo y materiales impresos (Basagoiti, 2012). Pero también, pódcasts, materiales audiovisuales, páginas de Instagram fiables, webs pensadas para las pacientes realizadas desde las mismas instituciones sanitarias. La generación de recursos pensados para el paciente es un paso para empoderarlo y que pueda gestionar mejor su salud e implica a la vez una política de culturalización en salud que implica promoción, educación y prevención en salud.

4.2 APLICACIONES PENSADAS PARA EL PACIENTE: EL ROL DE LA TERMINOLOGÍA

Existen diversas aplicaciones diseñadas para empoderar al paciente proporcionándole acceso a información relevante, herramientas de seguimiento de la salud, recursos educativos y la capacidad de gestionar su atención médica de manera más activa. En el siglo XXI la tecnología es una aliada fundamental de las actividades relacionadas con la gestión de la salud. De allí que hoy sean muy numerosos los encuentros científicos dedicados a presentar y discutir nuevos desarrollos: solo como ejemplo, podemos mencionar que desde 2003 se celebran anualmente en Buenos Aires las Jornadas de Informática en Salud (JIS) en lengua española, organizadas por el Hospital Italiano (https://www.hospitalitaliano.org.ar/#!/home/jornadasdis/inicio); también son destacables las aportaciones que se presentan en la International Conference on Healthcare Informatics (IEEE) (https://ieeexplore.ieee.org/xpl/conhome/1803080/all-proceedings); o, en las Jornadas HealthCom organizadas bianualmente por el grupo IULATERM de la Universidad Pompeu Fabra (https://www.upf.edu/web/iulaterm/activitats1).

En este trabajo presentaremos dos aplicaciones que, por sus características, las hace singulares. La primera, COMJUNTOS, es una app-web que no tiene como objeto ninguna enfermedad, sino que el foco radica en las situaciones comunicativas que los pacientes y sus familias se encuentran cuando se les diagnostica una enfermedad crónica pediátrica. La segunda aplicación, DIXIMED para pediatría, es una plataforma web con diversos recursos terminológicos pensados para que el niño entienda las palabras más básicas relacionadas con la salud. Son dos aplicaciones desarrolladas en el marco de la línea IULAMED (https://www.upf.edu/es/web/iulaterm/terminologia-i-salut) del Instituto de Lingüística Aplicada de la Universidad Pompeu Fabra, que parten de unos principios comunes: *a*) son recursos pensados en el ámbito de la pediatría; *b*) son aplicaciones que pivotan en torno a las unidades terminológicas: la terminología es el núcleo; *c*) se basan en necesidades reales de los pacientes; *d*) son aplicaciones inclusivas porque los pacientes participan en su desarrollo; *e*) el lenguaje está siempre controlado, sobre todo el uso de la terminología; *f)* el conocimiento se transmite de manera polifónica; *g)* son multicapa porque se pueden consultar a niveles diferentes y en formatos distintos; *h)* son fruto de proyectos de investigación y en su elaboración han participado profesionales de diversas áreas del conocimiento; finalmente, y a nivel más técnico, *i)* son aplicaciones en *open source* para que lleguen a toda la población meta.

4.2.1 COMJUNTOS

La aplicación COMJUNTOS (http://appCOMJUNTOS.es/) (Armayones *et al.*, 2018; Estopà y Armayones, 2021) tiene como objetivo ayudar a las familias que tienen un hijo o hija afectado por una enfermedad rara a transitar por las principales situaciones comunicativas con los profesionales de la salud. No se trata de proporcionar conocimiento sobre un tema concreto, en este caso las enfermedades raras, sino de anticiparse a los obstáculos que pueden surgir en las comunicaciones con los profesionales de la salud y de proporcionar estrategias a las familias que les permitan empoderarse para manejar mejor el día a día de la enfermedad de su hijo. Las situaciones comunicativas que plantea COMJUNTOS son las que las familias se encuentran tras el diagnóstico de una enfermedad rara: entre ellas están la necesidad de comprender un informe médico, el momento de realizar pruebas clínicas, la búsqueda de recursos adicionales, la visita a los médicos, o la búsqueda de asociaciones de apoyo.

La aplicación COMJUNTOS es fruto de un proyecto de investigación RECERCAIXA y ACUP realizado en colaboración con la Federación Española de Enfermedades Raras y que contó con el asesoramiento técnico de profesionales sanitarios del Hospital Vall d'Hebron de Barcelona. Lingüistas y psicólogos trabajaron junto a psicopedagogos en diseño didáctico en el desarrollo de una aplicación que favoreciese la alfabetización en salud de las familias para ofrecer contenidos avalados por profesionales sanitarios con un lenguaje controlado, utilizando estrategias lingüísticas adaptadas al no experto que facilitaran su comprensión. En la actualidad la aplicación COMJUNTOS se presenta en diversos formatos:

- En formato app descargable tanto para dispositivos IOS como Android

- En formato web: http://appCOMJUNTOS.es/
- En formato libro, tanto en papel como en PDF, descargable desde este enlace: http://appcomjunts.es/wp-content/uploads/2018/11/ES-libro-COMJUNTOS.pdf

COMJUNTOS parte del análisis de las necesidades a través de entrevistas en profundidad y de dos *focus group*. Y también se llevó a cabo un análisis lingüístico de un corpus de informes médicos reales para poder aislar los factores que obstaculizan su comprensión (Estopà, 2020). COMJUNTOS se compone de módulos que ayudan a estructurar el conocimiento y las situaciones en las que se puede encontrar en la vida real el paciente. Siguiendo el principio de *Reducción*, cada módulo y todos sus contenidos adoptan un color, tal y como se puede ver en la figura 1. Así el color verde se asignó a: «Tenemos una enfermedad *rara* en la familia». El color amarillo a: «Cómo preparar una visita médica». El color marrón a: «Recibimos un informe médico». El rojo a: «Tenemos una prueba médica» y por último el morado a: «¿Qué más puedo aprender?»

Figura 1. Estructura modular en colores de COMJUNTOS

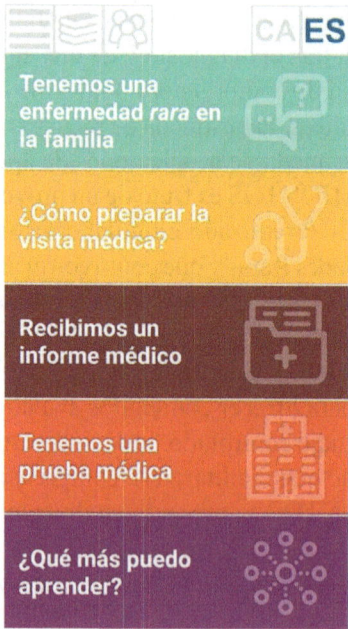

Los temas de salud son temas complejos que pueden abarcarse desde puntos de vista muy distintos. A menudo, se tiende a diseñar herramientas, aplicaciones, textos desde un solo punto de vista: el del médico o el del paciente e incluso de un tipo de paciente (a menudo, el superviviente famoso). En cambio, en esta aplicación partimos de la idea de que se consigue un nivel mayor de empatía si se ofrecen diversas voces sobre un mismo tema porque aportan a cualquiera de las voces individuales una perspectiva más rica y más completa de la situación. Por ello, en la elaboración de la aplicación han participado familiares de pacientes, médicos, científicos, investigadores y representantes de asociaciones relacionadas con las enfermedades raras. Una misma situación es siempre calidoscópica y esto hace que podamos enriquecernos con las miradas de los otros: todos son además voces acreditadas, pero con valor distinto.

En COMJUNTOS cada reto ofrece: *a*) un vídeo con testimonios reales de familias afectadas y de profesionales de la salud especialistas en enfermedades raras (pediatras, médicos, genetistas, etcétera); *b*) un hipertexto que explica la situación y anticipa las dudas que suelen surgir; *c*) un diccionario básico de términos médicos pensado para los no expertos, y *d*) información relacionada con consejos y enlaces a recursos, vídeos, asociaciones, cuentos, etcétera. Por consiguiente, la aplicación COMJUNTOS presenta diversos niveles de consulta de manera que cada reto se puede abordar al nivel de profundidad que desee el usuario:

- Primer nivel: visual, a través de vídeos que introducen cada uno de los retos comunicativos propuestos.
- Segundo nivel: textual, a través de títulos, apartados generales y apartados concretos que se despliegan.
- Tercer nivel: hipertextual, a través de un diccionario de términos para el usuario y de información en forma de hipervínculos a información disponible en internet evaluada y seleccionada.

Es importante, si se pretende que el lenguaje no sea un obstáculo para el paciente, cuidar las palabras que se utilizan para hablar de temas de salud y tener la certeza de que se entenderán o que, si es probable que no se entiendan, se faciliten los medios para que la comunicación no se vea afectada. En la aplicación diseñada se ha controlado toda la terminología utilizada, se introducen paráfrasis explicativas dentro de los textos, se expanden todas las abreviaciones utilizadas, y además se hiperenlazan los términos a un vocabulario elaborado *ad hoc* con definiciones pensadas para el paciente no especializado. El acceso al vocabulario puede ser directo o a través de las unidades terminológicas del texto que tienen un hipervínculo al glosario. Los textos y el vocabulario han sido elaborados por los investigadores del equipo y revisados por lingüistas, psicólogos, médicos y genetistas. Todo ello contribuyó a la obtención del Premio e-Health a la mejor app pensada para el paciente.

4.2.2 DIXIMED para pediatría

DIXIMED para pediatría (www.diccionariodemedicina.app) es una aplicación web que reúne recursos para entender el significado y el uso de las palabras más básicas y más frecuentes que los niños y niñas escuchan y utilizan cuando hablan de su salud y de sus enfermedades. El portal DIXIMED está destinado principalmente a niños, sanos o con alguna enfermedad, trastorno o lesión, aunque también puede ser útil tanto a profesionales de la salud, de la educación como a familiares para conseguir una comunicación más empática con los menores.

DIXIMED ofrece:

- Un diccionario de medicina destinado a niños y niñas de seis a doce años.
- Un atlas del cuerpo humano y una lámina de un botiquín.
- Actividades lúdicas con juegos de asociación que permiten reforzar el léxico del diccionario.
- Lexcovid, un módulo especial que incluye dos infografías interactivas y un vocabulario, relacionados con la enfermedad de la COVID-19 para dos niveles de aprendizaje: primaria y secundaria.

La potencia de este recurso radica sobre todo en el trabajo singular de construcción del diccionario. Se trata de un diccionario innovador que lo hace único porque parte del conocimiento real de los niños y las niñas, es decir del conocimiento entre iguales (Estopà, 2021, 2023). Las definiciones han sido construidas por adultos especialistas, pero se basan en el conocimiento y en las necesidades de los niños. No obstante, la presencia del niño es constante en la aplicación a través de sus voces y de sus dibujos con lo que se consigue un vínculo de atracción.

Figura 2. DIXIMED para pediatría

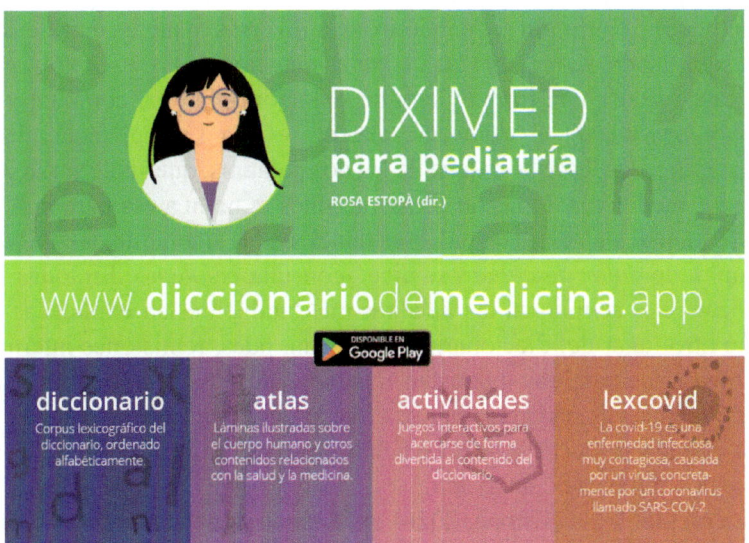

El resultado son cuatrocientas palabras básicas que sirven para hablar de salud. En concreto, ofrece doscientas explicaciones de términos con sus variantes sinonímicas, acompañadas por dibujos realizados por niños. También incluye un atlas de ocho dibujos sobre el cuerpo humano donde se indican ciento treinta términos. De cada término se proporciona la categoría gramatical y una explicación del significado (es decir, qué es, cómo es, para qué se usa, quién la usa, etc.) con ejemplos contextuales, además viene acompañada de un dibujo hecho por un niño o una niña para clarificar lo que significa la palabra. En algunas ocasiones, también hay información pragmática complementaria para saber en qué situaciones comunicativas solemos usar un término (por ejemplo, de *lipotimia* se dice que «popularmente usamos *desmayo*» o de la expresión *dolor de garganta* se comenta que «cuando nos duele la garganta por una infección, los médicos usan la palabra *amigdalitis*, que es una palabra especializada»); también se indica la etimología en especial de las palabras con formantes clásicos (por ejemplo, de *otitis* se dice que «viene del griego antiguo *ot-*, que significa 'oreja', y *-itis*, que significa 'inflamación'»). Otras veces se ofrecen informaciones culturales adicionales que pretenden desmentir ideas que a menudo se tienen sobre determinadas realidades y que no son ciertas (por ejemplo, en *cáncer* se avisa de que no es una enfermedad contagiosa o que *sobrepeso* y *obesidad* no se pueden confundir). Cuando existen diversas maneras de referirse a un significado, se recogen las variantes más frecuentes y se explica en qué casos se usa una forma y en qué situaciones la otra, como en *moratón* y *hematoma* o en *dolor de cabeza* y *cefalea*. La explicación de lo que significa se describe en una de las dos palabras, que suele ser la que usan los médicos, y todas las otras variantes remiten a esa para indicar que se trata de una clase de palabras relacionadas sinonímicamente (por ejemplo, de *dolor de cabeza* se dice «consulta *cefalea*»). En todas las explicaciones se marcan las palabras que también están explicadas en algún otro lugar del diccionario: se indican, pues, remisiones internas, y también las palabras que están ilustradas en uno de los dibujos del atlas. Además, de cada término se ofrecen también diversos dibujos. Y cada entrada se puede leer o escuchar porque se ofrece el audio de la definición a través de un avatar.

La metodología (Estopà, 2020) que hemos establecido para diseñar los diccionarios en el proyecto Jugando a Definir la Ciencia parte de la individualidad para llegar a la generalidad en un flujo *bottom-up* (de bajo a arriba) y se basa en tres fases que hemos denominado *metodología CDR*:

- Fase 1: Construcción
- Fase 2: Deconstrucción
- Fase 3: Reconstrucción

La metodología CDR está fundamentada en el principio de adecuación, que es el principio vertebrador de la teoría comunicativa de la terminología postulada por Cabré (1999, 2023). Según el principio de adecuación, las aplicaciones terminológicas deben adecuarse a las necesidades comunicativas de los usuarios prototípicos. Nuestra aproximación al conocimiento especializado a través de los términos se sustenta también en la teoría del aprendizaje significativo de Ausubel (1976, 2002). Se trata de una teoría muy consolidada que se ocupa específicamente de los procesos de aprendizaje y enseñanza de conceptos científicos a partir de los previamente formados por el niño. Según David Ausubel, se da un aprendizaje significativo cuando existen elementos de anclaje entre el conocimiento previo y la información nueva. Otro de los aspectos que nos interesa especialmente de la teoría de Ausubel, y que ha sido destacada y valorada por sus seguidores (Moreira, 2000; Rodríguez Palmero, 2008), es el papel que tiene el lenguaje en el aprendizaje de los conceptos científicos. De manera que, para este autor, aprender ciencias de manera significativa es aprender el lenguaje científico. El aprendizaje significativo de situaciones nuevas implica la modelización mental, proceso que se activa a partir del discurso lingüístico. Por ello, nos parece tan importante acercarnos al conocimiento colectivo que sobre términos de ciencia tienen los niños de una cierta etapa. Sobre ese saber común nos interesa construir la definición más adecuada, o lo que es lo mismo más significativa para que se den las condiciones propicias de aprendizaje.

Esta asunción implica partir de un corpus de representación del conocimiento no simulado, sino real de los niños. Los niños expresan básicamente lo que saben con palabras y con dibujos. Por ese motivo, constituimos un corpus de explicaciones y un corpus de dibujos de niños como módulo fundamental para elaborar el diccionario. Planteamos, pues, utilizar una metodología colaborativa y acumulativa, fundamentada en el conocimiento especializado real previo de los niños y las niñas en una determinada edad. En resumen, para la elaboración del diccionario, utilizamos una metodología colaborativa *bottom-up* basada en el saber acumulativo, científicamente adecuado, a partir de la recopilación de un corpus de explicaciones y de dibujos, de unos dos mil niños de ocho a diez años en el caso del diccionario de medicina y de nueve a dieciséis en el caso del diccionario del COVID-19. La recopilación del primer corpus duró tres años: se dedicaron los cursos 2015-2016, 2016-2017 y 2017-2018 y participaron ocho escuelas de Cataluña. El segundo corpus en el área de la biomedicina se recogió en el primer trimestre del 2022 y participaron veinte escuelas de cuatro comunidades autónomas de España (https://www.upf.edu/web/iulaterm/lexcovid).

La utilización de un corpus de textos escolares ya se había mostrado eficiente en la lexicografía escolar de lengua general. Por ejemplo, desde el año 2011, un equipo de Oxford University Press, conjuntamente con el Lexical Computing Departament de Oxford University, lleva a cabo experiencias en la utilización de un corpus de textos de redacciones escolares en la construcción de diccionarios escolares. Así, un subcorpus del Oxford Children's Corpus (OCC) —el Beebox— está constituido por redacciones de unas quinientas palabras elaboradas por niños y niñas distribuidos en tres niveles de edades (5-8 años, 9-10 años, más de 11 años) sobre un tema libre (Wild *et al.*, 2013). De manera que estas breves historias escritas por niños les sirven para complementar la información lexicográfica de sus diccionarios escolares, especialmente para proporcionar ejemplos de las palabras de sus diccionarios generales más cercanos a los niños. Los temas y los personajes de las historias que escriben los niños son muy diversos y generales.

El corpus IULA Children Corpus (ICC), en cambio, se constituyó con definiciones-explicaciones de las palabras especializadas que formarían parte del lemario de los diccionarios y de los dibujos correspondientes a estas palabras. Es un corpus muy enfocado a la construcción de un diccionario especializado. Las definiciones de los niños son breves narraciones que explican el significado de esas palabras. Los textos por lo tanto son mucho más breves ya que la mayoría no tienen más de veinticinco palabras, frente a las quinientas de los textos creativos del proyecto de Oxford. Es, pues, un corpus orientado a saber qué información previa tienen de un término y, en consecuencia y muy relevante, también qué información no tienen (o la tienen distorsionada, intoxicada). Estas breves explicaciones, sin embargo, permiten descubrir puntos de anclaje colectivos —o *subsumidores* en palabras de Ausubel (1976)—. El tipo de corpus con el que trabajamos es valiosísimo para la elaboración de las definiciones que queremos construir, y no solo para los ejemplos.

La finalidad principal del ICC es obtener información del conocimiento previo colectivo para la construcción de las definiciones de los diccionarios. De manera que el ICC es la base de cada una de las definiciones del diccionario. Para construir la definición-explicación final se usó una estrategia basada en dos acciones:

- la acumulación de información positiva, y
- la positivización de la información distorsionante o negativa.

De manera que no hay ni una definición del diccionario final que sea una reproducción de una explicación aportada exclusivamente por un niño, pero en todas las definiciones el niño puede encontrar puntos de anclaje porque han sido construidas a partir de la deconstrucción sistemática de todas las explicaciones facilitadas por todos ellos. Una vez construido el corpus con las explicaciones, estas pasan por una fase de deconstrucción en la que la información es decapada y clasificada. La información deconstruida se clasifica en tres grupos:

- Información positiva desde el punto de vista de la ciencia, que nos sirve para incorporarla a la definición incluso con las mismas palabras que han utilizado los escolares.
- Información tóxica que puede ser falsa e incluso nociva, que nos sirve para revertirla y utilizarla con un valor pedagógico.
- Información cultural, que hay que valorarla porque puede ser imaginativa, falsa desde una aproximación científica o complementaria.

Normalmente, las explicaciones que nos proporcionan los niños presentan información mezclada de los tres grupos y, por lo tanto, hay que desmenuzarla y valorarla por separado, como acabamos de comentar. Más precisamente, el corpus se ha utilizado para:

a) Seleccionar las palabras más adecuadas

Las definiciones de los niños nos sirven para seleccionar las palabras más adecuadas, las que ellos pueden entender más fácilmente. De manera que se tiende a escoger siempre las palabras más precisas de todas las utilizadas por los niños. Además, el corpus también nos permite utilizar metáforas que los mismos niños usan para explicarse, y, por lo tanto, son metáforas más próximas al nivel cognitivo del escolar. Un ejemplo sería la metáfora utilizada en la definición de *supositorio:* «Un supositorio es un medicamento que tiene la forma de un cohete pequeño...», o la del término *pastilla:* «una pastilla es un medicamento en forma de caramelo…». Estas comparaciones hechas por los mismos niños tienen un alto valor didáctico.

b) Establecer complicidades cognitivas

En las definiciones de los niños encontramos informaciones que solo los niños dicen a otros niños: son como si se pasaran consejos entre ellos. Este tipo de información es muy útil para establecer complicidades cognitivas entre iguales. Por ejemplo, en la definición de la palabra *cáncer* explicitamos que la palabra cáncer asusta pero que a pesar de ello no siempre es una enfermedad grave. También recogemos muchas complicidades que avisan al otro de lo que le puede pasar porque ellos mismos lo han vivido anteriormente. Por citar un ejemplo observemos como en la definición de *miedo* introducimos un apunte vivencial: «Cuando tienes miedo, a veces, te tiembla el cuerpo, el corazón te va más rápido y estás espantado» que es lo que muchos niños indican en sus explicaciones.

c) Relacionar y diferenciar información

En las explicaciones del corpus ICC, al lado de la información adecuada desde el punto de vista científico, se constata también la existencia de muchísimas confusiones y falsedades cognitivas. Sin embargo, este tipo de información tiene un valor fundamental para la construcción de definiciones más adecuadas porque sabemos que es lo que no está claro en la mente de los niños de esta edad y que es lo que está todavía confuso. Así, por ejemplo, se observa que muy frecuentemente los niños confunden la *varicela* con el *sarampión*, por eso se optó por poner información discriminante en ambas palabras. En la palabra *varicela* se dice: «...No se puede confundir con el sarampión en el que también salen granos rojos, pero no ampollas» y viceversa. O, por ejemplo, en el caso del término *indigestión* se comenta que, popularmente, solemos decir *dolor de barriga*, pero se aclara que «no siempre que tenemos dolor de barriga tenemos una indigestión», para que no se establezca una relación de sinonimia incorrecta.

d) Prever equívocos cognitivos

Algunas de estas confusiones cognitivas pueden ser prejuicios nada inocentes que no podemos ignorar o silenciar. Por eso, usamos esos equívocos de manera reversible. Por ejemplo, muchos niños nos dicen, asertivamente y sin matizar, que el cáncer mata y eso además les asusta mucho, y también escriben que el cáncer equivale a caída del pelo e incluso que es una enfermedad contagiosa. Como algunas de estas informaciones son parcialmente ciertas y otras son totalmente falsas, en la definición de la palabra *cáncer* que construimos las usamos de manera didáctica. Así se dice explícitamente que existen tratamientos para curar el cáncer y que solo un tratamiento, la *quimioterapia* (término que también se explica en el diccionario con una entrada propia), suele provocar la caída del pelo. Se insiste en la idea de que «Con los tratamientos muchos cánceres se curan», y no se esconde, aunque se redacta de manera positiva, que «A veces, pero, hay cánceres que no se pueden curar porque todavía no hay tratamientos para todos los tipos de cánceres y, por eso, se tiene que seguir investigando más». También se insiste en explicar que «el cáncer no es una enfermedad contagiosa» porque ellos piensan muy a menudo que así es. O en el caso de la entrada *síndrome de Down* se dice claramente que «El síndrome de Down no es ninguna enfermedad» o que la *anorexia* puede afectar tanto a chicos como a chicas, porque en el corpus escolar solo se menciona que es una enfermedad que padecen las chicas, y esto puede llevar a graves malentendidos.

e) Dar pautas de buenas prácticas

En muchas entradas las informaciones del corpus nos dan pie a introducir pautas de comportamiento o de educación en salud. Por ejemplo, en términos como *dieta* se comenta que «Si quieres hacer una dieta saludable, tienes que comer variado y sobre todo mucha fruta, verdura y cereales; en cambio tienes que procurar no comer muchos alimentos que lleven azúcar o grasas, como las golosinas», o en la entrada de la palabra *amigdalitis* se explicita que «Cuando tienes amigdalitis, debes beber mucha agua, descansar e ir al médico».

f) Proporcionar información enciclopédica o información anticipada

Algunas informaciones encontradas en ciertas explicaciones de los niños del corpus nos plantean la posibilidad de introducir información enciclopédica o vivencial (experiencial). Por ejemplo, en el caso de la entrada *antibiótico* se menciona que el primer antibiótico que se inventó fue la penicilina. O en el caso del término *sangre* se explica «Cuando eres adulto y tienes más de 18 años, puedes dar sangre para curar a personas que están enfermas». La anticipación de lo que se debe hacer o de lo que puede pasar también es información sugerida por las explicaciones del corpus; por ejemplo, en la realización de pruebas como un *análisis de orina* se dice «Primero tienes que hacer un pipí en un bote pequeño y en forma cilíndrica...» o en el caso del término *vómito* se especifica que «Cuando vomitas, te puede venir dolor de barriga y dolor de cabeza. El vómito tiene mal gusto», o en la palabra *jarabe* se comenta que «... Muchos jarabes tienen un gusto dulce de fresa o de naranja». Algunas de estas informaciones son culturales y pueden depender de los hábitos y costumbres de cada sociedad.

g) Proporcionar información lingüística necesaria

La información lingüística, que a partir del corpus hemos valorado como adecuada para los diccionarios escolares especializados, puede ser muy diversa: desde observar la necesidad de incluir etimología u ofrecer variantes denominativas, hasta la importancia de remarcar cierta información morfológica e incluso la necesidad de orientar el uso a través de información pragmática.

Efectivamente, el corpus nos ha servido también para ver que a veces es adecuado proporcionar información etimológica. Por ejemplo, si muchos niños dicen que *síndrome de Down* está relacionado con ser bajo porque *down* en inglés significa 'bajo', justifica que en la definición que construimos se mencione la etimología de la palabra y se diga que el nombre proviene de la primera persona que en 1899 la describió que era un científico británico llamado John Langdon Down y que lo denominó con su apellido. O que si los niños desconocen qué significa la palabra *otitis*, sin embargo, observamos que la relacionan con *apendicitis* y *conjuntivitis*, creemos que la entenderán más si les decimos que *ot-* significa en griego antiguo 'oreja' y *-itis* significa 'inflamación'.

La información pragmática también es fundamental para saber que hay palabras que usamos popularmente y que significan lo mismo que otras palabras que suelen usar los especialistas como es el caso de *otitis* y *mal de oreja* o de *cefalea* y *dolor de cabeza*, o de *orina* y *pipí*, como veremos en el siguiente apartado. También el corpus nos sirve para ratificar que usamos palabras que en el discurso pueden tener el mismo significado como *paciente* y *enfermo*, o *médico* y *doctor*, y que hay que explicitarlo para evitar confusiones. Finalmente, el corpus también nos permite valorar la relevancia de ofrecer información de tipo morfológico: por ejemplo, si observamos que siempre usamos una palabra en plural como es el caso de *anticuerpos*.

Con todo construimos una aplicación en la que las explicaciones son más empáticas con sus usuarios, responden a sus necesidades y a sus dudas, destruyen falsan creencias o conceptos mal entendidos. Además, esas explicaciones que son el centro nuclear de la aplicación se refuerzan con dibujos, pero también con juegos. Son dos juegos para trabajar reforzar lúdicamente los significados, los significantes y el referente. La navegación de la aplicación permite buscar múltiples direcciones y circular libremente entre módulos.

Actualmente, DIXIMED es una aplicación multilingüe que se puede consultar en catalán, español, gallego, euskera e inglés; y ha recibido diversos premios que remarcan su aportación en el ámbito de la alfabetización en salud *(Mejor intervención de alfabetización en salud de la Escuela Andaluza de Salud Pública, 2022)*, la responsabilidad social del proyecto *(Primer premio del Concurso de Proyectos de Responsabilidad Social Universitaria del Consejo Social de la Universidad Pompeu Fabra, 2019)* o la divulgación del conocimiento científico *(Premio MEDES-Fundación Lilly, 2023)*.

4.3 CONSIDERACIONES FINALES

El paciente informado es un paciente colaborador, es un paciente que entiende qué le pasa, es un paciente que gestiona mejor su enfermedad, que se siente seguro. Para empoderar a los pacientes, hay que educar a la sociedad en salud. Para ello, se necesitan recursos que faciliten esta culturalización. Las dos aplicaciones que hemos presentado, tanto COMJUNTOS como DIXIMED para pediatría, fueron construidas con este objetivo y sobre todo poniendo énfasis especial en el poder sanador de las palabras. Las dos pivotan sobre el tratamiento adecuado de la terminología, que son las unidades que abren la puerta al conocimiento especializado.

REFERENCIAS BIBLIOGRÁFICAS

Armayones, M, García, A, Gómez, B., y Pousada M. (2018). Analizing the Persuasive Design Features in a tool aimed to improve Health Literacy: the case of COMJUNTOS Webapp. En J. Ham, E. Karapanos, P. Morita y C. M. Burns (eds.), *Persuasive Technology* https://www.springer.com/us/book/9783319789774

Ausubel, D. (1976). *Psicología educativa. Un punto de vista cognoscitivo*. Trillas.

Ausubel, D. (2002). *Adquisición y retención del conocimiento. Una perspectiva cognitiva*. Paidós.

Basagoiti I. (2012). *Alfabetización en salud. De la información a la acción* [PDF]. ITACA/TSB. http://www.salupedia.org/alfabetizacion/

Cabré, M. T. (1999). *La terminología. Representación y comunicación. Una teoría de base comunicativa y otros artículos*. Institut Universitari de Lingüística Aplicada.

Cabré, M. T. (2023). *Terminology: Cognition, Language and Communication*. John Benjamins.

Domènech-Bagaria, O., y Estopà, R. (2019). Diagnóstico del nivel de comprensión de informes médicos dirigidos a pacientes y familias afectados por una enfermedad rara. *E-Aesla* 5, 109-118.

Estopà, R. (coord.) (2020). *Los informes médicos: estrategias lingüísticas para favorecer su comprensión*. Ediciones del Hospital Italiano de Buenos Aires.

Estopà, R. (2021). *El diccionario escolar de ciencia: un aliado en el aula*. McGraw Hill.

Estopà, R. (coord.) (2023). ¡El coronavirus es verde! Imaginarios de la pandemia: la construcción de un discurso científico en la población infantil a través de la conceptualización de las palabras. Documenta Universitària.

Estopà, R., y Armayones, M. (2021). Metodología JUNTS de creación de webapps para el abordaje de barreras en la comunicación médico-paciente: el caso de la aplicación COMJuntos en el ámbito de las enfermedades raras. *Teknokultura. Revista de Cultura Digital y Movimientos Sociales,* 18(2), 157-165.

Estopà, R., y Montané, M. (2020). Terminology in medical reports: textual parameters and their lexical indicators that hinder patient understanding. *Terminology,* 26(2), 213-236.

Falcón, M., y Luna, A. (2012). Alfabetización en salud: concepto y dimensiones. Proyecto europeo de alfabetización en salud. *Revista Comunicación y Salud,* 2(2), 91-98.

Frosch, D. L., y Elwyn, G. (2014). Information and decision making: it's more than what meets the eye. *Patient: patient-centered outcomes research,* 7(3), 237-243.

Harrington, N., y Record, R. (2024). *Health Communication. Research and Practice for a Diverse and Changing World.* (2nd ed.). Routledge.

Levinson, W., Lesser, C. S., y Epstein, R. M. (2010). Developing physician communication skills for patient-centered care. *Health Aff (Millwood)*, 29(7), 1310-8.

Macip, S. (2021). *Lecciones de una pandemia.* Cuadernos Anagrama.

Mayol, J. (2023). *La salud y las redes sociales.* Almuzara.

Moore, L., Brennan, M., y Ide, B. (2016). Patient complaints in healthcare systems: a systematic review and coding taxonomy. *International Journal for Quality in Health Care*, 28(1), 57-68.

Moreira, M. A. (2000). *Aprendizaje Significativo: teoría y práctica.* Visor.

Organización Mundial de la Salud. (2013). *Health literacy and health behaviour.* https://www.who.int/healthpromotion/conferences/7gchp/track2/en/

Rodríguez Palmero, M. L. (org.) (2008). *La teoría del aprendizaje significativo en la perspectiva de la psicología cognitiva.* Octaedro.

Ruiz, M. T., Nachega, J. B., y García, R. (2015). Quejas de los pacientes en un hospital de tercer nivel en España: análisis retrospectivo y consideraciones para su prevención. *Revista Clínica Española*, 215(5), 270-276.

Safeer, R. S., y Keenan, J. (2005). Health literacy: the gap between physicians and patients. *American Family Physician*, 72(3), 463-468.

Sorensen, K.; van den broucke, S., Fullam, J. Doyle, G., Pelikan, J., Slonska, Z., Brand, H., y (HLS-EU) Consortium Health Literacy Project European. (2012). Health literacy and public health: A systematic review and integration of definitions and models. *BMC Public Health*, 12(80). http://bmcpublichealth.biomedcentral.com/articles/10.1186/1471-2458-12-80

Vidal-Sabanés, L. (2021). *La terminologia en els textos mèdics per a pacients: el cas d'una comunitat virtual de dones amb càncer de mama* [tesis]. Institut de Lingüística Aplicada. Universitat Pompeu Fabra. http://hdl.handle.net/10803/672627

Wild, K., Kilgarriff, A., y Tugwell, D. (2013). Oxford Children's Corpus: Using a Children's Corpus. *Lexicography International Journal of Lexicography*, 26(1), 190-218.

CAPÍTULO 5. PEDIATRÍA Y REDES SOCIALES: ¿HUMANIZACIÓN O PROMOCIÓN?

Giovanna Mapelli
Università degli Studi di Milano
ORCID: 0000-0002-9825-875X

RESUMEN: La web 2.0 ha reconfigurado el contexto en el que se desarrollan las interacciones entre médico y paciente, y ha fomentado nuevas prácticas comunicativas para frenar los bulos, compartir contenido fiable y mostrar la faceta más personal de los médicos como paso hacia la humanización de la medicina y el fortalecimiento de la relación con el paciente o el acompañante, como ocurre en pediatría. Analizamos dos perfiles de pediatras en Instagram con el propósito de detectar las estrategias discursivas utilizadas para crear lazos afiliativos con las seguidoras. De los resultados emerge que las profesionales se relacionan de forma cercana y emotiva con el público para identificarse con él y, al mismo tiempo, promocionar y vender sus productos.

PALABRAS CLAVE: comunicación pediátrica; Instagram; divulgación; promoción; *influencer* de salud.

ABSTRACT: Web 2.0 has reconfigured the context in which doctor-patient interactions take place and has fostered new communicative practices to curb hoaxes, share reliable content and show the more personal side of doctors as a step towards the humanisation of medicine and the strengthening of the relationship with the patient or companion, as is the case in paediatrics. We analysed two profiles of paediatricians on Instagram in order to detect the discursive strategies used to create affiliative ties with their followers. The results show that the professionals relate closely and emotionally with the public in order to identify with them and, at the same time, promote and sell their products.

KEYWORDS: paediatric communication; Instagram; popularization; promotion; health influencer.

5.1 INTRODUCCIÓN

La relación médico-paciente es un aspecto fundamental de la praxis médica diaria. Sin embargo, hoy en día, la excesiva especialización, la burocratización y el protocolo del sistema disminuyen la sensibilidad y la atención hacia el paciente, despersonalizan los cuidados y transforman tanto al paciente como al médico en personas anónimas. Esto conlleva el deterioro del rol social del médico, que se olvida de las necesidades emocionales y psicológicas del paciente y de los familiares para centrarse más bien en la enfermedad y en los trámites. Esta deshumanización de la comunicación en contextos de salud puede llegar incluso a perjudicar la eficacia de la cura, porque el paciente frustrado podría abandonar el tratamiento. Centrarse en el paciente, en cambio, se ha asociado a resultados positivos como la satisfacción, mayor adherencia al tratamiento, menor ansiedad y mayor recuperación.

Por ello, en la última década se ha desarrollado en el ámbito sanitario la denominada *atención centrada en el paciente* (Epstein *et al.*, 2005; García-Izquierdo y Montalt, 2013), que destaca la necesidad de prestar atención al individuo y de empoderar al paciente para que participe de forma activa en el proceso terapéutico. De ahí que aspectos como la escucha activa, la gestión de las emociones y una información adecuada y comprensible no deban dejarse de lado en ningún acto comunicativo sanitario (Bellés y García-Izquierdo, 2024; Montalt y García-Izquierdo, 2016; Muñoz-Miquel, 2012). El profesional de la salud tendrá que ir más allá de la información factual y tendrá que abarcar aspectos emocionales y afectivos. Esta capacidad interpersonal del médico se manifiesta, por un lado, como empatía afectiva, lo que implica asumir las emociones del otro y apropiarse de su experiencia emocional. Por otro lado, se revela también como empatía cognitiva, que consiste en reconocer las emociones del otro y adoptar su perspectiva (Figueras Bates, 2021).

La empatía es, por tanto, un proceso que requiere de un esfuerzo por entender la posición del paciente durante una relación asistencial, construida a partir de la consideración del paciente como persona y no solo como un cuerpo enfermo (Borrell-Carrió, 2011), mostrando interés por la esfera más íntima del paciente, incluidas sus preocupaciones y temores (Calegari *et al.*, 2015). La humanización en los profesionales sanitarios se relaciona, así pues, con aspectos como la afectividad, la comprensión emocional, la disposición a la sociabilidad y a la cooperación (Lown *et al.*, 2016).

Hoy en día, las redes sociales se están convirtiendo en una herramienta muy poderosa para alcanzar una mayor humanización de la relación médico-paciente, con lo que estas desempeñan un papel protagonista en la difusión y el consumo de información médica y experiencias individuales sobre la salud y la enfermedad. Constituyen, además, un espacio que permite la interacción entre expertos y pacientes y entre pacientes. Miller *et al.* (2022) demuestran que los lazos sociales forjados en espacios en línea cimentan la base para desarrollar un autocuidado y mejorar el bienestar psicológico de enfermos y familiares, es decir, se constituyen como verdaderos grupos de apoyo emocional en los que desahogarse y sentirse comprendido.

Igualmente, debe señalarse que diferentes agentes de la salud (instituciones, proveedores de servicios médicos, sociedades científicas o los propios profesionales sanitarios) han creado perfiles en las redes sociales para divulgar contenidos médicos basados en la evidencia científica, interactuar y difundir información sobre iniciativas y eventos. Además, los médicos muestran en las redes sociales su faceta profesional y personal: se presentan como profesionales y como seres humanos, con sus fortalezas y debilidades en la vida cotidiana para acercarse al público, fidelizarlo y afianzar la reputación en línea de su marca.

Este incremento del uso de las redes sociales ha activado un gran cambio en la forma de comunicarse y socializarse y ha impulsado nuevas prácticas discursivas que combinan estrategias asertivas con enfoques emotivos y empáticos (Calvi, 2017; Mapelli, 2015; Zummo, 2012, 2015), reconociendo que la información afectiva influye en la interpretación de las situaciones por parte del interlocutor y permite alcanzar los objetivos comunicativos y de cuidado asistencial. De hecho, el análisis de la efectividad de la comunicación a través de las redes sociales indica que las publicaciones con una base emocional, un enfoque positivo y acompañadas de recursos audiovisuales logran un mayor compromiso (Bhattacharya *et al.*, 2017).

Por último, cabe destacar que Instagram, en particular, se ha convertido en el entorno comunicativo digital preferido en el que los profesionales sanitarios se relacionan con sus audiencias, ejerciendo el rol de *influencers* de la salud, capaces de influir en las opiniones de sus seguidores, quienes suelen percibirlos como amigos cercanos.

5.2 MARCO TEÓRICO Y METODOLOGÍA

Nuestra investigación se fundamenta en el concepto de *rol* (Bravo, 1999; Goffman, 1961) que corresponde no solo a rasgos sociales más o menos permanentes (sexo, edad, nacionalidad), sino también a la posición que ocupa la persona en el grupo y en la situación concreta en la que se encuentra, comprendiendo lo que le correspondería hacer según el evento comunicativo y su relación con los demás interlocutores (Cordisco, 2005). Además, a partir del rol, el individuo construye una identidad que se define contextual y situacionalmente a través de *voces* diferentes: médica, educadora y empática (Cordella, 2002). La voz médica sirve para buscar y obtener información sobre el estado de salud del paciente; la voz educadora explica e informa sobre las condiciones y la voz empática crea lazos solidarios con las seguidoras (Mapelli, 2015).

Así pues, en las redes sociales el locutor construye su identidad discursiva y su credibilidad al presentarse con diferentes voces según los roles que representa. A modo de ejemplo, los pediatras suelen declarar en sus perfiles su doble rol: pediatras expertos y divulgadores y padres/madres. Esta distinción de roles sirve para destacar su experiencia y autoridad como médicos, así como su identificación empática y emotiva con los progenitores. Esta pluridentidad activa tanto la capacidad de adoptar la perspectiva del otro como la comprensión empática para acercarse al interlocutor y construir una relación de confianza (Mapelli, 2024; Mapelli y Piccioni, 2019 y 2023).

Cabe destacar que, en la comunicación a través de medios tecnológicos, la vertiente social y empática, en palabras de Yus Ramos (2018) la «actitud afectiva», se convierte en parte fundamental de la comunicación. Por otra parte, sabemos que las redes sociales son una herramienta poderosa para el *marketing* y la construcción de una marca personal. Si unimos estos dos pilares, podemos concluir que, para valorar una marca, es importante construir una auténtica relación afectiva con el consumidor basada en la acumulación de sentimientos, recuerdos, emociones, narraciones personales y expectativas (Hund, 2024).

Esta comunicación afectiva desempeña un papel importante en la formación de las opiniones de la gente y tiene el poder de influir en las interpretaciones de los interlocutores (Caffi y Janney, 1994), de estrechar lazos sociales entre los usuarios y de desencadenar efectos como los sentimientos de conexión. Yus Ramos (2023) define esta sociabilidad como «in-group bonding», elemento capaz de reforzar el sentido de pertenencia a un grupo y de crear un ambiente de carácter afiliativo (Zappavigna, 2011).

Para construir discursivamente la emoción, Plantin (2014: 196) propone una serie de *topoi*. Entre ellos destacamos los siguientes para caracterizar el discurso pediátrico en las redes sociales:

- Tipo de acontecimiento: la maternidad suscita una emoción muy fuerte en los padres;
- Consecuencias: el nacimiento de un hijo tiene efectos tangibles en la vida de las familias;
- Control: la emoción asociada a un acontecimiento puede variar en función del grado de control que se tenga sobre él. En el caso de la maternidad, esta puede provocar una gran vulnerabilidad física y psíquica, según el Informe del Ministerio de Sanidad y Política Social (2009: 13); asimismo, puede intensificar el miedo, la ansiedad o el sentido de culpabilidad.

A partir del marco pragmático de los roles y de las voces y de la construcción discursiva de la emoción, nos detendremos en la voz empática[1] y en qué marcadores verbales y no verbales (emojis y *stickers*) emplean los médicos en Instagram para reforzar la conexión afectiva con el público, con el objetivo de evaluar el impacto de internet en la humanización, real o aparente, de la interacción médico-familiar.

El corpus se compone de doscientos *posts* y de doscientas *stories* de dos pediatras españolas, @luciamipediatra (Lucía) y @marlopez__pediatra (ML), publicadas en Instagram en 2024. El corpus se explorará desde una perspectiva cualitativa. @luciamipediatra es una referente en las redes sociales, lleva más de diez años divulgando con rigor información médica, es autora de diferentes libros de pediatría y de cuentos para niños y está incluida en la lista Forbes de los cien mejores médicos españoles. En Instagram ha alcanzado recientemente el millón de seguidores. Por su parte, @marlopez_pediatra tiene más de medio millón de seguidores en Instagram, es autora de un libro con consejos sobre salud infantil y de un cuento sobre el consentimiento. Comenzó a subir vídeos una semana antes del confinamiento producido por la pandemia de la COVID-19 cuando estaba de baja maternal y, desde entonces, su perfil empezó a crecer de forma exponencial.

---

[1] Cf. Mapelli (2024) para el análisis detallada de la voz médica y educadora.

Ambas cuentas disponen de insignia azul. La verificación es una forma de marcar que el perfil es auténtico y destacado, es decir, es un sello de fiabilidad.

5.3 RESULTADOS Y ANÁLISIS

La pediatra, en su rol de médica, posee una voz empática que se manifiesta cuando cuenta su experiencia y su vivencia personal como profesional con los niños y las familias o cuando defiende la idea de una pediatría respetuosa, basada en valores como la confianza, la cercanía y la escucha.

Entre los marcadores afiliativos, encontramos el empleo de la primera persona del singular —el *yo perso-profesional* que hemos detectado también en los blogs (Mapelli 2024; Mapelli y Piccioni, 2019 y 2023)— con la que se establecen vínculos interpersonales que permiten ganarse la confianza del público, ya que lo que buscan los padres es un pediatra atento, empático, sensible y que entre en sintonía con los pacientes pediátricos y con la familia. En el ejemplo 1), la pediatra comparte con sus seguidoras algunas reflexiones sobre la profesión del pediatra. Además de la primera persona del singular, la pediatra utiliza un léxico cargado de sentimiento (*sensible, sufrir, llorar, frágil*, etc.) para solicitar la implicación emotiva del lector. Lo mismo sucede en el ejemplo 2), donde la médica perfila los sentimientos del pediatra, destaca las vulnerabilidades de la profesión («lo bueno y lo duro») y cierra el texto con el emoji del saludo como forma de despedida amistosa:

> 1) […] a veces me da la sensación [de] que se banaliza esta profesión, y disculpadme si esto no es así, pero es lo que en ocasiones yo personalmente siento.
>
> Y me duele.
>
> Quizá esté equivocada.
>
> No lo sé...
>
> Quizá hoy esté yo especialmente sensible. Quizá.
>
> Pero me gustaría deciros que el pediatra o la pediatra que atiende a tu hijo y que intenta hacerlo con la mejor de sus sonrisas y [con] su calma, también duda, también sufre, también llora cuando la vida nos recuerda lo frágil que es y también vuelve a casa con la sensación de que quizá podría haberlo hecho mejor […] (Lucía)

2) Hoy va del día...

En que entendí que mi forma de trabajar estaba bien, por muy «bonita» que pudiera parecer

Que conté lo que sentía a mis pacientes y trabajamos en equipo

Que aprendí que no siempre voy a poder resolver todo en una consulta

Que me hice amiga de muchas mamás, y sentí que estaba bien

Del peque que me contó qué le pasaba y yo grabé en mi cabeza que siempre hay que preguntarles a ellos

De aquel pipí traicionero que me mojó entera y a mis apuntes (mis queridos apuntes)

De mi primera RCP, que salió bien

Aquel que oí el grito que nunca se me olvidará, el dolor más grande que se puede sentir

... de todos los días que lo duro y lo bonito me marcaron, de todas las enseñanzas que me hicieron mejor pediatra, de aprender lo que no esperaba, lo que quería y lo que no y en realidad no me hubiera gustado saberlo porque descubrirlo fue mejor.

¿Qué me hubiera gustado saber?

Hoy os cuento algunas anécdotas que me enseñaron algo y me hicieron trabajar «de otra manera», además de alguna divertida 😊 (ML)

Abundan los agradecimientos al público. Los médicos que están en las redes son conscientes de la importancia que tienen los seguidores para el éxito del perfil, razón por la cual son recurrentes los agradecimientos por el cariño que reciben *on-line* y *off-line*. En el ejemplo 3), Lucía agradece la muestra de afecto que recibió en la presentación de su libro. En el ejemplo se recurre a la intensificación: encontramos cuantificadores («muy»), léxico metafórico con carga positiva («resaca emocional»), mayúsculas para reforzar el significado de las palabras y repetición («gracias a todos», «gracias Madrid»). El empleo del *nosotros* inclusivo sirve para destacar el sentimiento afiliativo que se crea en las redes sociales: se realza el valor de la comunidad (Yus Ramos, 2007) como grupo de personas unidas estrechamente en un sentido de amistad. La comunidad se convierte en familia, grupo de apoyo en el que la pediatra se incluye. El emoji del corazón realiza un proceso de refuerzo del discurso interpersonal (Suau Jiménez e Ivorra Pérez, 2023) e intensifica la relación afiliativa entre los interlocutores. Además, se aprovecha el *post* para promocionar otro evento parecido:

3) Con la reseca emocional de este fin de semana.

No puedo más que daros (sic) las GRACIAS a todos.

De verdad. Me habéis hecho MUY feliz

No hay nada más poderoso en esta vida que sentir que uno forma parte de algo, que estamos unidos,

que nos escuchamos, nos comprendemos y nos cuidamos.

Y aquí cuidamos unos de otros, de esto no tengo la menor duda❤️

Gracias Madrid.

Nos vemos en Alicante este viernes día 7 de junio, de 18 a 20 h en @ santosochoaalicante en Centro Comercial Gran Vía ❤️ (Lucía)

En el ejemplo 4), la pediatra promociona su actividad divulgadora, pero destacando el interés por los gustos y las necesidades de las familias. El empleo de la acumulación de elementos («con #losvirusnoentranporlospies, con los cuentos, con todo lo que queráis y con las ganas de veros») consigue perfilarse como médica atenta y a disposición del público. La pregunta inicial sirve para invitar a las seguidoras a participar en el evento para la firma del libro. Asimismo, la exclamación, el uso de las mayúsculas y la repetición del corazón apuntan a una intensificación de los sentimientos afiliativos de la pediatra hacia sus lectoras:

4) Quién se apunta?

Este año hemos puesto muchas firmas y muchos días para que os organicéis y elijáis el día que mejor os venga sin tantas aglomeraciones jejejeje siempre pensando en vosotros y vuestros niños.

Os espero allí con #losvirusnoentranporlospies, con los cuentos, con todo lo que queráis y por supuesto con las ganas de vernos ¡UN AÑO MÁS! ❤️❤️❤️ (Lucía)

Se aprecia también un tono coloquial que derriba la disimetría entre médico y público. En el ejemplo 5), la pregunta inicial sirve para animar a las seguidoras a participar en el evento, así como la pregunta final. El empleo del marcador fático ¿no? permite acercarse al interlocutor para buscar su comprobación y las onomatopeyas repetidas de las risas crean un ambiente relajado. El emoji de las manos levantadas refuerza el grito «vamos que nos vamos» [todos juntos] con un tono celebrativo y empático:

5) VALENCIA, ZARAGOZA, PALMA ¿Quién se apunta?
Vamos que nos vamos 🙌🙌🙌🙌
Que me muero de ganas de veros a todos.
Y después del verano planeando ya firmas por el norte y por el sur ¿no? Jejeje ¿peticiones? Estáis a tiempo jejejejejejje (Lucía)

En el ejemplo 6), con el *nosotros* inclusivo la pediatra se identifica con las madres («somos aprendices», «nuestra experiencia», «nuestros hijos», «enseñarnos») y construye la idea de comunidad («no estás sola, no estamos solos»). El empleo de los términos *confianza, conocimiento, seguridad*, pertenecientes a la esfera emocional y que representan cualidades anheladas por madres a menudo inseguras, culpables y juzgadas, junto con la anáfora de *porque*, otorgan al texto un tono altamente persuasivo. De hecho, el objetivo principal es promocionar una oferta para el día de la madre:

6)

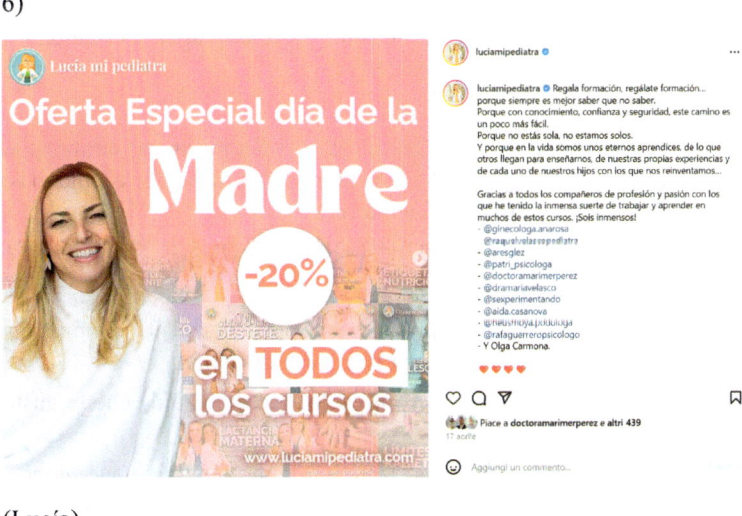

(Lucía)

Otra forma para manifestar la voz empática es identificarse con los padres y anticipar las preguntas que podrían formular al médico. En el

ejemplo 7), la primera persona del singular es ficticia y refleja una actitud afiliativa como estrategia «que sirve de acicate para el desarrollo de
la explicación o información posteriores» (Hernández Toribio, 2021).
Además, este *post*, así como la mayoría de las publicaciones en Instagram, se cierra con una pregunta para mostrarse atenta e interesada por
las opiniones del público e involucrarlo en el discurso. Los verbos de
percepción en primera persona del singular como *leer* muestran una actitud de escucha hacia los padres, cualidad que se aprecia en los médicos.
Estas preguntas y exclamaciones finales quieren provocar una respuesta
o alguna reacción por parte de los lectores, puesto que en las redes las
reacciones son imprescindibles para el perfil y para la reputación de la
marca. De hecho, los parámetros cuantitativos (me gusta, otras reacciones, compartir) contribuyen a inclinar la autoridad del médico hacia la
popularidad y la visibilidad. Al lado de la voz afiliativa, aquí descuella la
voz educadora al ofrecer recomendaciones en caso de diarrea o vómito.
La médica en su rol profesional recurre a estructuras para recomendar
de manera atenuada (*poder* + infinitivo) o directa (imperativo):

7) 😲 ¡DALE AGUA CON LIMÓN...! 👵 ,

¿Por qué están todos los niños ahora con diarrea? ¿Qué hago si mi peque
tiene vómitos? ¿Cuándo consulto? ¿Le doy agua con limón? ¡Hoy te
cuento todo sobre gastroenteritis!

LO QUE TE VA A PASAR...

🤒 Tu peque de repente durante la noche empezará a vomitar, puede que
tenga también algo de fiebre, al día siguiente dejará de vomitar o vomitará
menos pero empezará con diarreas

💦 Y esto es una GASTROENTERITIS ¿Y QUÉ TENGO QUE HACER?

💧 ¡Darle suero oral!

❌ ¡Nada de agua con limón, coca cola con azúcar y limón, aquarius o
infusiones! ¡Pueden empeorar la deshidratación! 😱

🍉 No le fuerces a comer, ofrécele algo de comida que le guste y que
solo coma si le apetece

🥛 Puede seguir tomando lácteos, algunos lo único que quieren es su
leche, no es cierto que haya que prohibirlos

💉 Si tiene dolor de barriga puedes darle paracetamol (la dosis depende
de su peso)

¿Y SI ES MUY PEQUEÑO?

🧑🍼 Puedes darle su leche (materna o fórmula) más despacio y también algo de suero oral

YO TENGO UN BEBÉ Y SUS CACAS SON LÍQUIDAS, ¿CÓMO SÉ SI TIENE DIARREA?

👶 Normalmente notarás que hace + veces caca al día y/o que son explosivas, más abundantes o sobrepasan el pañal

[...]

✏️ ¿Habías oído lo del agua con limón o la coca-cola con azúcar y limón? ¡Te leo en comentarios! (ML)

Es interesante notar que, en el ejemplo 8), la pericia se combina con los testimonios directos de la pediatra como madre. Es decir, se construye el *ethos* del experto-testigo que no quiere limitarse a recomendar desde arriba, sino que pone su experiencia privada al servicio de las seguidoras para resultar más auténtico:

8) No se recomienda comprar la sillita del coche de segunda mano por dos cosas: 1. Porque nunca sabemos qué uso se le ha dado o si ha habido algún accidente y 2. Porque 'caducan' la marca específica cuánto tiempo se puede usar. Por ejemplo **la silla de mi hija** se puede usar solo 5 años (ML)

Sobresale también el rol de madre, hasta el punto de que las pediatras lo presentan de forma explícita («como madre») para expresar empatía y un sentimiento de identificación con las seguidoras a través de la primera persona del singular, el *yo personal* (ejemplos 9 y 10). La maternidad es un proceso complejo y de transformación personal en el que las madres y la pediatra (que también es madre) experimentan sentimientos positivos de alegría y satisfacción, junto con la preocupación, la angustia y un sentido de inadecuación, además de enfrentarse a un juicio constante. Sin embargo, una vez más el fin afiliativo se une y mezcla con un fin comercial: en el ejemplo 9) el mensaje no solo quiere mostrar solidaridad hacia las madres, sino también promocionar el libro que habla sobre este tema. Por último, la pediatra agradece a sus lectoras y enfatiza la importancia de formar parte de una comunidad y refuerza el agradecimiento con el emoji de las manos que rezan:

9) Pues sí, como madre también me he sentido insegura y presionada por el entorno ¿cómo no? Viviendo en una sociedad en la que es casi imposible avanzar, tomar decisiones y vivir sin que nadie vaya juzgando tus pasos…

No fue fácil al principio, no entendía por qué la maternidad o paternidad de uno tenía que ser objeto de juicio social y constante.

Pero comprobé en consulta que las madres que acudían recibían los mismos dardos envenenados que recibía yo. Y da igual que yo fuera pediatra y la de al lado no; nunca tuvo nada que ver, se juzgaba a una madre o a un padre por el mero hecho de serlo y de tomar decisiones.

A todo ello se sumaba el desconocimiento profundo de la sociedad en muchos asuntos, las creencias populares y por supuesto la inseguridad que toda madre tiene con su primer hijo…

Por supuesto que me sentí insegura, cuestionada y en muchas ocasiones con la sensación de que remaba a contra corriente. Pero mira, aquí estoy, remar con el viento en contra tiene una gran ventaja, te hace mucho más fuerte. 💪 Y ahora tras 17 años de maternidad mis espaldas y mis brazos pueden con todo.

Y es por eso que en plena etapa vital de sabiduría y sosiego en la que me encuentro, decidí escribir este libro; para dar la seguridad y ofrecer la ternura, sensibilidad y escucha que todas las madres y padres necesitan en este viaje.

Gracias a todos los que me leéis, a los que os tomáis un tiempo en escribirme un mensaje, gracias por vuestras fotos y gracias siempre por formar parte de esta comunidad que contribuye sin lugar a dudas en dejar un mejor legado a nuestros hijos alejados del juicio constante, de la crítica y del odio que en ocasiones se ve allí fuera. 🙏 (Lucía)

10) 🧕 LO QUE PEOR LLEVO COMO MADRE 💔 ¿Te ha pasado que tu hijo llora y llora de hambre pero no quiere comer? O que está cansado y llora del sueño que tiene pero no quiere dormir…¡¡o mejor!! Quiere jugar contigo, pero te pega...

MI PROPIA FRUSTRACIÓN ES LO QUE PEOR LLEVO COMO MADRE

👉 Reconozco que estas situaciones me cuestan. Veo tan fácil la respuesta COME o DUERME o ABRÍGATE o PUES VEN A JUGAR que mi cabeza hace 🤯 cuando veo que NO es tan fácil

💪🤱Cuando esto pasa normalmente me tengo que inventar un juego que me ayude, algo que por ejemplo la «saque del bucle» como «hacer un tren para ir a dormir», encontrar algún animalito 🐜 focalizar la atención en él y volver a probar de otra manera o a veces simplemente estar (abrazarla, mecerla, entender que para ella ahora no es fácil y darle su tiempo, normalmente así también se «resetea» y en un rato puede comer, dormir, vestirse o lo que ella necesita...)

👩 A la vez hago esta reflexión y es que si a los propios adultos a veces nos cuesta saber qué necesitamos, ¿cómo no les va a costar a ellos a veces siendo tan pequeños? Intento entender que eso a mí también me puede pasar con otras cosas, aceptarlo y acompañar como puedo su malestar

✏️ ¿Qué es lo que más te cuesta a ti como madre/padre? ¡¡Te leo!! (ML)

Es sobre todo en las *stories* en las que emerge la voz afiliativa tanto *personal* como *perso-profesional*. En el ejemplo 11), la pediatra cuenta la preocupación por la hija, como una madre cualquiera, y la imagen de fondo refuerza y reafirma el contenido del texto. En el ejemplo 12), además, podemos deducir que las seguidoras muestran su interés enviando mensajes a la pediatra para cerciorarse del estado de salud de la pequeña («me decís»), entrando en el territorio personal de la médica, como si hubiera una relación de confianza real:

11)   12)

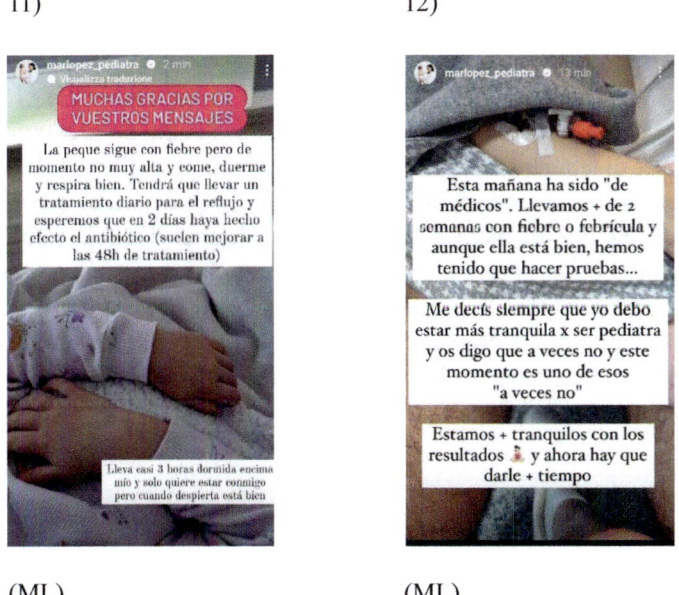

(ML)   (ML)

En el ejemplo 13), Lucía sube una *story* como madre, pero aprovecha para promocionar un producto —una bolsa de tela—, con una frase motivadora «soy fuerte, soy poderosa y soy capaz», que la pediatra utiliza a menudo en sus publicaciones para animar al público femenino. Esta frase es tan poderosa que algunas madres han llegado a tatuársela, señal del influjo magnético que la médica tiene en las madres que la siguen:

13)

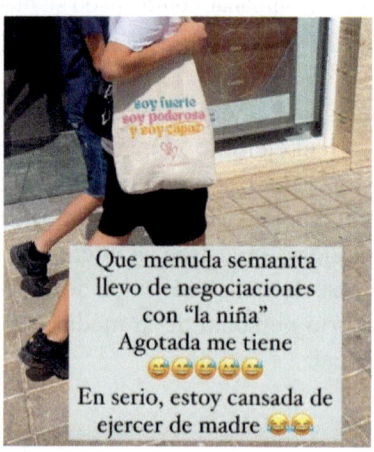

(Lucía)

Una valiosa herramienta conversacional es la caja de preguntas. No es raro que el tema tratado sean preguntas personales o libres («Pregunta lo que quieras», «Ronda de los viernes y olé», «Qué quieres saber sobre mí») con las que el médico puede contar alguna vivencia íntima. En el ejemplo 14), la pediatra responde a preguntas personales y enseña fotos privadas, contando algunos aspectos de su vida. A veces pide a las seguidoras que dejen algún comentario (ejemplo 15) para fomentar la pretendida dialogicidad típica de las redes sociales:

14)   15)

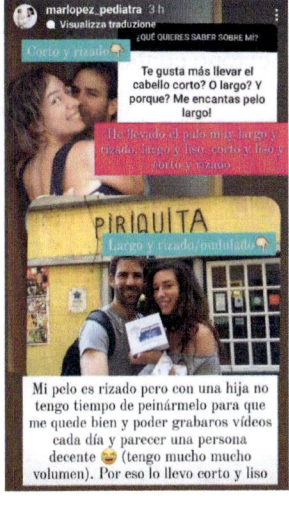   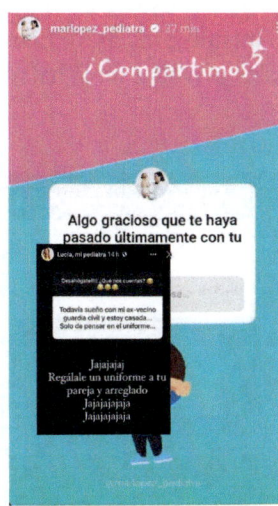

(ML)   (ML)

En el ejemplo 16) la pediatra conversa sobre los secretos con las seguidoras como si fueran amigas íntimas. Aquí se recurre también al humor y a la onomatopeya de la risa para recalcar la relación de cercanía entre médica y madre:

16)

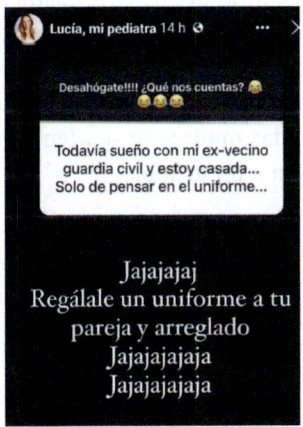

(Lucía)

En el ejemplo 17) predomina la intensificación (la repetición de la negación *no*, el uso de las mayúsculas y la sintaxis fragmentada que subraya el mismo concepto). El uso del *sticker*, típico de las conversaciones informales privadas en WhatsApp, realza el tono confidencial del texto:

17)

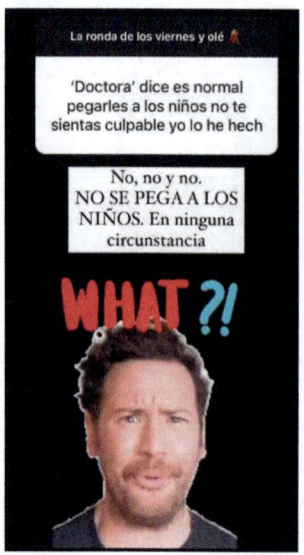

(Lucía)

La pediatra, para cautivar al público, explicita que está pendiente de él, que lo considera y que está disponible. En el ejemplo 18) la médica enseña una foto personal en un momento de relax en la que destaca que está disfrutando con la *Tribu*, es decir, con la comunidad de seguidoras con la que suele charlar. De esta manera, las madres se sienten consideradas y se realza el sentido de pertenencia a un grupo:

17)

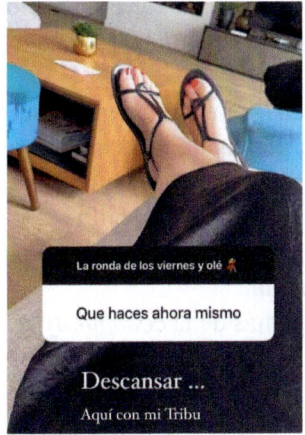

(Lucía)

Por último, en las *stories* podemos encontrar fotos de la pediatra con la familia en momentos cotidianos, de vacaciones o de fiesta, de modo que su perfil resulte aún más auténtico.

5.4 CONCLUSIONES

En el entorno digital, los médicos se proponen divulgar información fiable, pero al mismo tiempo pretenden mostrar su faceta más personal y empática como paso hacia la humanización de la medicina y hacia una relación cercana con las seguidoras, las cuales, a su vez, tienen la posibilidad de contar sus experiencias y crear lazos afiliativos dentro de la comunidad virtual. El espacio digital se revela como un lugar privilegiado para la conformación de una comunidad basada en la acumulación de sentimientos, recuerdos, emociones y narraciones personales. De hecho, no hay que olvidar que el *digital storytelling* es efectivo si predomina el punto de vista del autor-narrador y el contenido emocional, entre otros rasgos (Cortés *et al.*, 2016).

Las pediatras en las redes sociales se muestran con un doble rol para afianzar la relación con el público: el de médico/experto y el de madre. Hay, asimismo, una voz empática relevante que consiente al emisor autopromocionarse y posicionarse como profesional preparado y disponible en el que los padres pueden confiar, así como activar la capacidad de tomar la perspectiva del otro y la comprensión empática para acercarse a los demás.

Las médicas, tanto en los *posts* como en las *stories*, intentan incentivar la conversación con función afiliativa a través de tácticas que realzan tanto la figura del médico como profesional atento con actitud de escucha como la del receptor, que se sentirá bien atendido. Para ello se emplean preguntas directas, emojis que representan sentimientos afectuosos y la narración en la primera persona del singular.

La pediatra se convierte en una mamá más de la *community/tribu*: la comunidad se perfila como una familia, un grupo de apoyo y la pediatra se muestra como una amiga con la que charlar de cualquier tema.

Sin embargo, puede ocurrir que las expertas se aprovechen de las vulnerabilidades cognitivas y emocionales para alcanzar fines comerciales y que detrás de esta aparente autenticidad de la voz empática se oculte un verdadero negocio: hablar de los sentimientos, de las experiencias personales como pretexto para promocionar productos, libros o cursos de la médica, así como para fidelizar a las seguidoras para que interactúen en la red, dejando reacciones y comentarios, y compren los productos promocionados.

REFERENCIAS BIBLIOGRÁFICAS

Bhattacharya, S., Srinivasan, P., y Polgreen, P. (2017). Social media engagement analysis of U. S. Federal health agencies on Facebook. *BMC Medical Informatics & Decision Making*, 17(49), 1-12.

Bellés, B., y García-Izquierdo, I. (2024). Improving clinical communication: a qualitative study on the informed consent. *Revista de Lingüística y Lenguas Aplicadas*, 19, 71-83.

Borrell-Carrió, F. (2011). Empatía, un valor troncal en la práctica clínica. *Medicina Clínica*, 136(9), 390-397.

Bravo, D. (1999). Imagen 'positiva' vs. imagen 'negativa'? Pragmática sociocultural y componentes de face. *Oralia*, 2, 122-184.

Caffi, C., y Janney, R. (1994). Towards a pragmatics of emotive communication. *Journal of Pragmatics*, 22, 325-373.

Calegari, R., Komatsu Braga Massarollo, M. C., y Dos Santos, M. J. (2015). Humanization of health care in the perception of nurses and physicians of a private hospital. *Revista da Escola de Enfermagem da USP*, 49(2), 41-46

Calvi, M. V. (2017). Narrazione e identità discorsive nei forum di medicina. En M. V. Calvi, B. Hernán Gómez y G. Mapelli (eds.), *La comunicazione specialistica. Aspetti linguistici, culturali e sociali* (pp. 15-37). FrancoAngeli.

Cordella, M. (2002). La interacción médico-paciente en escrutinio: un estudio de sociolingüística interaccional. *Onomázein, 7*, 117-144.

Cordisco, A. (2005). Marcos de descortesía. Roles, imágenes y contextos socioculturales en una situación de visita en un texto dramático argentino. En D. Bravo (ed.), *Estudios de la (des)cortesía en español* (pp. 319-364). Programa EDICE/Dunken.

Cortés, S., Méndez, L., y Lacasa, P. (2016). Ipads, apps y redes sociales. Construyendo narrativas multimodales en las aulas. *Digital Education Review*, 30, 53-75.

Epstein, R. M., Franks, P., Fiscella, K., Shields, C., Meldrum, S., Kravitz, R., y Suberstein, P. (2005). Measuring patient-centered communication in Patient-Physician consultations: Theoretical and practical issues. *Social Science and Medicine,* 61(7), 1516-1528.

Figueras Bates, C. (2021). La mitigación en los discursos de salud mental. En M. Ridao e Y. González (eds.), *Estudios filológicos y lingüísticos. Homenaje al Prof. Manuel Peñalve* (pp. 195-218). Comares.

García-Izquierdo, I., y Montalt, V. (2013). Equigeneric and intergeneric translation in patient-centered care. *Hermes, Journal of Language and Communication Studies,* 51, 39-53.

Goffman, E. (1961). *Encounters: Two studies in the Sociology of Interaction.* Bobbs-Merril.

Hernández Toribio, M. I. (2021). Oralidad y publicidad. *Oralia*, 24(2), 207-233.

Hund, E. (2024). *L'industria degli influencer. La ricerca dell'autenticità sui social media.* Einaudi Editori.

Lown, B. A., McIntosh, S., Gaines, M. E., McGuinn, K., y Hatem, D. S. (2016). Integrating compassionate, collaborative care (the "Triple C") into health professional education to advance the triple aim of health care. *Academic Medicine*, 91(3), 310-316.

Mapelli, G. (2015). La comunicación (e)-médico/(e)-paciente en los foros de salud. En L. Chierichetti y G. Mapelli (eds.), *Discurso médico. Reflexiones lingüísticas, históricas y lexicográficas* (pp. 131-150). Celsb.

Mapelli, G. (2024). *La comunicación pediátrica en las redes sociales.* Peter Lang.

Mapelli, G., y Piccioni, S. (2019). Deíxis y actividad de imagen en blogs de pediatría españoles. *Español Actual,* 112, 49-85.

Mapelli, G., y Piccioni, S. (2023). El discurso de los/las pediatras españolas/es en los blogs. Recursos lingüísticos de la comunicación empática y asertiva. En C. Fuentes Rodríguez y E. Brenes (eds.), *Comunicación estratégicas para el ejercicio del liderazgo femenino* (pp. 165-179). Routledge.

Miller, T. T., Maurer, S. H., y Felker, J. T. (2022). Searching for a cure on Facebook: Patterns of social media use amongst caregivers of children with brain tumors. *Cancer Medicine,* 11(17), 3323-333.

Montalt V., y García-Izquierdo, I. (2016). ¿Informar o comunicar? Algunos temas emergentes en comunicación para pacientes. *Panace@: Revista de Medicina, Lenguaje y Traducción,* 17(44), 81-84.

Muñoz-Miquel, A. (2012). From the original article to the summary for patients: Reformulation procedures in intralingual translation. *Linguistica Antverpiensia,* 11, 187-206.

Plantin, C. (2014). *Las buenas razones de las emociones.* Universidad Nacional de Moreno.

Suau Jiménez, F., e Ivorra Pérez, F. M. (2023). Dialogicidad intencionada y co-creación de la persuasión en Instagram. *Cuadernos AISPI,* 22, 227-252.

Yus Ramos, F. (2007). *Virtualidades reales: nuevas formas de comunidad en la era de internet.* Universidad de Alicante.

Yus Ramos, F. (2018). Cyberpragmatics of Interactions through Locative Media. [Ponencia presentada en International CoCoLaC-Conference. Comparative Approaches to Pragmatics].

Yus Ramos, F. (2023). *Pragmatics of internet Humor.* Palgrave Macmillan.

Zappavigna, M. (2011). Ambient affiliation: a linguistic perspective on Twitter. *New Media Society,* 13(5), 788-806.

Zummo, M. (2012). In-between discourse and genre: doctor-patient interaction in online communication. *Romanian journal of English Studies,* 9, 78-89.

Zummo, M. (2015). Exploring web-mediated communication: A genre-based linguistic study for new patterns of doctor-patient interaction in online environment. *Communication & Medicine,* 12(2-3), 171-185.

CAPÍTULO 6. ANÁLISIS EMPÍRICO DE LA LEGIBILIDAD TIPOGRÁFICA DE DCI ELABORADOS POR SOCIEDADES MÉDICAS ESPAÑOLAS

Pilar Ordóñez-López
Universitat Jaume I
ORCID: 0000-0002-5881-9364

RESUMEN: El documento de consentimiento informado (DCI) constituye un instrumento clave para garantizar el derecho a la información y la autonomía del paciente. Encontramos numerosos trabajos que analizan la legibilidad de los DCI, si bien hasta el momento se han centrado en la legibilidad lingüística, sin atender a la legibilidad tipográfica, condicionada por elementos metatextuales que influyen también en la percepción visual del paciente y, por ende, condicionan el grado de comprensibilidad de estos documentos. El presente estudio tiene por objetivo analizar la legibilidad tipográfica de un corpus de DCI elaborados por sociedades médicas españolas, dado el papel desempeñado por estas en la provisión de documentación clínica y la preferencia de los profesionales médico-sanitarios por estos documentos. Los resultados ponen de relieve un uso inconsistente de los elementos metatextuales que no acaba de ajustarse a las recomendaciones formuladas por diversos académicos para facilitar la legibilidad tipográfica de los DCI.

PALABRAS CLAVE: DCI; sociedades médicas españolas; legibilidad tipográfica; análisis empírico; elementos metatextuales.

ABSTRACT: Informed Consent Forms (ICF) play a key role in guaranteeing the patient's rights to information and autonomy. There are numerous studies analyzing the readability of ICF, although the focus has been placed primarily on the linguistic aspects of readability, with less attention being paid to legibility and the use of metatextual elements that also influence the patient's visual perception and, therefore, affect the level of comprehensibility of these documents. This study aims to analyze the legibility of a corpus of ICF developed by Spanish professional medical societies, whose medical documentation is particularly valued by health professionals. The results reveal an inconsistent use of metatextual elements that does not fully comply with the existing recommendations to facilitate the typographic readability of ICDs.

KEYWORDS: ICD; Spanish medical societies; empirical analysis; metatextual elements; legibility.

6.1 INTRODUCCIÓN

El documento de consentimiento informado (DCI) es el instrumento que, tal y como establece la legislación vigente (Ley 41/2002, de 14 de noviembre), recoge la decisión libre, voluntaria y consciente de los pacientes para someterse a una prueba o un procedimiento. Con el cambio de paradigma en las relaciones médico-paciente experimentado en las últimas décadas, el enfoque tradicional paternalista ha dado paso a una aproximación más humanizada y dialógica, centrada en el paciente. Este cambio ha traído consigo la progresiva toma de consciencia de la importancia de la comunicación clínica, pues, para que el paciente pueda ejercer plenamente su derecho a la autonomía, es necesario que se garantice su derecho a la información. En este contexto, el DCI se convierte en un instrumento clave para posibilitar el empoderamiento del paciente y su activación en su proceso clínico.

En los últimos años se han llevado a cabo numerosos estudios que analizan la legibilidad de los DCI en diversas especialidades médicas y/o centros sanitarios (Mariscal Crespo *et al.*, 2017; Ramírez Puerta *et al.*, 2013 o San Norberto *et al.*, 2014, entre otros) que han puesto de manifiesto que los DCI no son del todo adecuados en términos de legibilidad. Ahora bien, estos estudios se han centrado en el análisis de la legibilidad lingüística, dejando de lado la legibilidad tipográfica y el uso de otros elementos metatextuales que influyen en la percepción visual del paciente y, por ende, condicionan el grado de comprensibilidad de los textos, y resultan cada vez más relevantes ante la progresiva digitalización de estos documentos (Fernández Aranda, 2018; Wilbanks, 2018).

De acuerdo con los resultados de un estudio empírico de corte cualitativo llevado a cabo en el seno del grupo GENTT,[1] los profesionales médico-sanitarios recurren con frecuencia a los DCI elaborados por sociedades médicas en su praxis habitual y los prefieren a los elaborados por administraciones autonómicas. El grado de confianza de los profesionales en estos DCI sirvió de punto de partida para el proyecto de investigación «Las sociedades médicas como agentes estratégicos en la comunicación

---

[1] Resultados de *focus groups* con profesionales médico-sanitarios realizados durante el proyecto de investigación HIPÓCRATES (https://hipocratesgentt.uji.es/docs/profesional/gt-profesional-descripcion-focus).

médico-paciente»,[2] que tiene como objetivo principal explorar el papel de las sociedades médicas en la mejora de la comunicación clínica y el fomento de la autonomía del paciente. El presente trabajo se enmarca en este proyecto de investigación y se centra en el análisis de la legibilidad de un corpus de DCI elaborados por sociedades médicas españolas de distintas especialidades. Ahora bien, con el propósito de obtener datos empíricos que permitan completar estudios previos en los que se ha abordado la legibilidad lingüística de los DCI, esta contribución se centra en el estudio de los elementos metatextuales, entendidos en un sentido amplio, atendiendo a elementos tipográficos, como el uso de mayúsculas, negrita, y cursiva, así como a la macroestructura, el uso de colores, enumeraciones, imágenes, elementos visuales, etcétera. Estos aspectos suelen escapar de los análisis de legibilidad más tradicionales y automatizados (por ejemplo, a través de la escala INFLESZ u otras herramientas de análisis que permiten la cuantificación de los resultados, como en el caso de los análisis terminológicos llevados a cabo mediante programas como *Sketchengine*). Por tanto, para obtener una visión integradora y más ajustada del grado de legibilidad de los DCI, es fundamental complementar estos análisis más automatizados con la exploración de los elementos que desempeñan un papel clave para determinar la legibilidad tipográfica de los documentos.

6.2 CONTEXTUALIZACIÓN

El presente estudio se enmarca, como mencionamos anteriormente, en un proyecto de investigación que tiene por objetivo principal explorar el papel de las sociedades médicas en la mejora de la comunicación clínica, y se centra en el análisis de la legibilidad tipográfica de un corpus de DCI elaborados por estas sociedades médicas, a fin de completar estudios anteriores en los que se ha abordado su legibilidad lingüística. A continuación, revisamos el andamiaje teórico sobre el que se plantea este análisis.

---

[2] Proyecto de investigación financiado por la Universitat Jaume I (código UJI-B2022-06).

6.2.1 El DCI: instrumento clave en la comunicación clínica

El cambio de paradigma en la comunicación médico-paciente experimentado hace unas décadas ha dado paso a una aproximación más dialógica entre las dos partes implicadas en todo proceso clínico, dejando atrás la perspectiva tradicional, paternalista, en la que se consideraba que la voz del profesional médico-sanitario era la única que se debía escuchar (Montalt y Shuttleworth, 2012). Para que el paciente pueda hacer uso de su voz, es necesario garantizar que recibe toda la información relevante para poder participar de manera libre e informada en su proceso clínico. Por ello, este cambio de paradigma ha quedado plasmado en una serie de disposiciones legales en las que se reconocen y garantizan la autonomía del paciente y su derecho a la información. Es en este contexto en el que el DCI se convierte en una pieza clave, pues su razón de ser es proporcionar información al paciente para que este pueda, una vez que haya sido debidamente informado, otorgar (o no) su consentimiento para la realización de pruebas, tratamientos o intervenciones médicas.

Si abordamos el DCI como género textual, cabe destacar su naturaleza híbrida, dado que en él se combinan aspectos médicos y jurídicos. En primer lugar, atendiendo a su vertiente jurídica, la Ley 41/2002, de 14 de noviembre, básica reguladora de la autonomía del paciente y de derechos y obligaciones en materia de información y documentación clínica, define el consentimiento informado como «la conformidad libre, voluntaria y consciente de un paciente, manifestada en el pleno uso de sus facultades después de recibir la información adecuada, para que tenga lugar una actuación que afecte a su salud». En España, a partir de esta ley, se ha ido desarrollando un marco legal, relativamente amplio en las distintas autonomías, como se aprecia en las revisiones llevadas a cabo por Reynal Reillo (2016) y Martínez-Carrasco y Ordóñez-López (2023). Sin embargo, como señalan Martínez-Carrasco y Ordóñez-López (2023: 112), las referencias a la necesidad de que los DCI sean comprensibles son escasas en el marco legislativo actual, si bien son más frecuentes las referencias a la necesidad de que el paciente comprenda el proceso conducente al otorgamiento del consentimiento (proceso de consentimiento informado). De hecho, los autores identifican «vacíos legislativos [...] [que] pueden provocar que los derechos de información y autonomía del paciente se vean condicionados o parcialmente mermados ante la falta de garantías de que el acto de comunicación del CI tenga éxito» (Martínez-Carrasco y Ordóñez-López, 2023: 116).

Si atendemos ahora a la vertiente médica del DCI, conviene tener presente la asimetría que caracteriza la situación comunicativa en la que se utilizan estos documentos, a través de los cuales se ha de transmitir conocimiento especializado a personas legas, como describen Montalt y Shuttleworth (2012: 15-16) y Montalt *et al.* (2018: 35-36). Encontramos, como hemos mencionado anteriormente, un amplio abanico de estudios dedicados a analizar la legibilidad (lingüística) o comprensibilidad de estos documentos. Morales Valdivia (2022: 78-83) proporciona una revisión exhaustiva y actualizada de la bibliografía publicada en relación con el análisis de la legibilidad de los DCI. En estos estudios se pone de manifiesto que, aunque se ha avanzado, queda aún camino por recorrer para proporcionar DCI comprensibles desde el punto de vista de la legibilidad lingüística.

6.2.2 Las sociedades médicas

Las sociedades médicas, o sociedades científicas, son asociaciones compuestas por profesionales médicos y del ámbito de la salud, agrupadas por especialidad médica. En España, nos encontramos con sociedades médicas de ámbito estatal y autonómico. Piñeiro (2008: 29) recoge las funciones llevadas a cabo por las sociedades médicas que hacen que desempeñen un papel «fundamental e irrenunciable» tanto en el plano científico, como en el social, ético y, sobre todo, asistencial y formativo. Entre estas funciones, dada su estrecha relación con la mejora de la comunicación clínica en el contexto derivado del cambio de paradigma que supone una atención sanitaria centrada en el paciente que apuntale su autonomía como eje fundamental, podemos destacar las siguientes:

- Redefinir permanentemente los modelos de profesionales de la salud necesarios ante cada escenario histórico, social y cultural.
- Fortalecer estructuras societarias que provean de criterios válidos para la «buena praxis».
- Elaborar y difundir guías prácticas de diagnóstico y tratamiento de alta calidad científica.

- Propender a la aplicación de dichas guías e investigar el impacto sobre la salud de su empleo y las eventuales dificultades o barreras para que se generalice su aplicación.
- Perfeccionar los sistemas de certificación y recertificación (o mantenimiento de la certificación) que garanticen a todos los pacientes el acceso a una atención de excelencia.
- Impulsar una formación de grado, postgrado y continua de excelencia y flexible a las necesidades cambiantes en tiempo y espacio, que garantice una competencia (conocimientos y habilidades) profesional adecuada.
- Asegurar el acceso de todos los profesionales de las ciencias de la salud a una formación como la arriba enunciada.
- Acrecentar su papel como interlocutoras privilegiadas y activas con las organizaciones gubernamentales y no gubernamentales en lo referente en especial al área de la salud. (Piñeiro, 2008: 29)

De este modo, podemos considerar que las sociedades médicas cumplen un papel fundamental en la mejora de la atención sanitaria que afecta a todos los interlocutores que intervienen en el proceso, tanto aquellos más inmediatos (pacientes, personal médico-sanitario) como las autoridades sanitarias y demás instituciones que hacen posible que la comunicación clínica tenga lugar (García-Alegría *et al.*, 2017: 56). De hecho, las sociedades médicas no solo cuentan con el conocimiento necesario respecto al diagnóstico, tratamiento y la prevención de las distintas dolencias o patologías, sino que también aportan valor en el establecimiento de los estándares profesionales de la medicina, tanto en el ámbito asistencial como en lo referente a la comunicación con el paciente y el resto de profesionales involucrados.

Si atendemos a la vertiente formativa de las sociedades médicas, observamos que esta se desarrolla, como queda de manifiesto en las funciones recogidas por Piñeiro (2008: 29), por un lado, en el plano documental, en lo que respecta al apoyo en la provisión y supervisión de documentos estandarizados, etcétera; y, por otro, en la formación continua y la mejora de la capacitación de los profesionales «en aras de mejorar la asistencia a los pacientes, la calidad y la seguridad y la eficiencia en los recursos empleados» (OMC, 2015: 16). Respecto a la responsabilidad documental y la provisión de guías, fichas y documentos estandarizados, de especial relevancia para el presente trabajo, la literatura es unánime al recomendar el desarrollo y la gestión de modelos personalizables como elemento de mejora de la calidad asistencial (Gómez-Durán *et al.*, 2016: 68). En el caso concreto del consentimiento informado, los autores del estudio subrayan cómo el acceso y la disponibilidad a través de las páginas web de las sociedades médicas es clave tanto para los profesionales médico-sanitarios como para, en conjunto, el correcto desarrollo de la comunicación clínica (Gómez-Durán *et al.*, 2016: 71). Las conclusiones del estudio confirman los esfuerzos de las sociedades médicas por «establecer estándares en el proceso de información en el área de su especialidad y [...] potenciar su difusión mediante las webs oficiales» (Gómez-Durán *et al.*, 2016: 71), si bien, como concluyen los autores, dichos esfuerzos no se ven plasmados en el grado de accesibilidad a los documentos.

Así pues, la selección de las sociedades médicas como objeto de estudio de nuestro proyecto no es baladí. A las consideraciones anteriores, resultantes de la revisión de antecedentes sobre sus funciones y papel en el ámbito médico-sanitario, social, institucional y ético, se suman los resultados del proyecto HIPÓCRATES (7755/201), financiado por el Ministerio de Ciencia, Innovación y Universidades y llevado a cabo por el Grupo de investigación GENTT, de la Universitat Jaume I. Los *focus groups* y entrevistas organizados en el seno de este proyecto confirman el papel protagonista que desempeñan las sociedades médicas en el desarrollo de la comunicación clínica. A través de estas sesiones grupales, se ha constatado que el personal médico-sanitario confía plenamente en la documentación elaborada por las sociedades médica. En el caso del consentimiento informado, los profesionales médicos-sanitarios destacan los elaborados por las sociedades médicas por ser más específicos y mucho más variados que la documentación que puedan encontrar en otras administraciones o instituciones, tal y como queda reflejado en distintos comentarios recogidos en dichas sesiones:

> «Los de las sociedades los han hecho especialistas... en la Conselleria los han hecho más el encargado de calidad correspondiente. Te es más familiar el de las sociedades».

> «Los de la sociedad tienen más variedad de procesos y están más adecuados... no son tan generales».

«Yo utilizo los de la sociedad, me parecen mejores, pero pido al equipo legal del hospital que me lo valide... De los de la Conselleria no me fiaría».

Vemos, pues, que desde el punto de vista de los profesionales médico-sanitarios es fundamental que la documentación que se utiliza durante el proceso asistencial venga avalada por profesionales (en este caso, sociedades médicas) y no desarrollada exclusivamente por personal administrativo o los servicios jurídicos de la institución correspondiente.

6.2.3 La legibilidad: la legibilidad tipográfica

La legibilidad suele definirse como el conjunto de características (lingüísticas y tipográficas) que permiten leer un texto y comprenderlo (con mayor o menor facilidad). Como señala Martí Ferriol[3] (2016: 111), las primeras definiciones de legibilidad surgieron hace décadas y, desde entonces, encontramos planteamientos diversos en los que se establece una diferenciación entre los conceptos de *readability* y *legibility* en inglés, ambos referidos a cómo se presenta un texto atendiendo a las implicaciones para su comprensión. Esta diferenciación también existe en español, y suele expresarse a través de los términos *legibilidad lingüística* (*lecturabilidad* o *comprensibilidad*) y *legibilidad tipográfica* (o *legibilidad*). Barrio Cantalejo (2007: 76-85) revisa los términos que se utilizan en español para expresar esta diferenciación, y propone la utilización del término *legibilidad* junto a adjetivos que permitan perfilar de manera explícita los matices diferenciadores,[4] si bien es cierto que con frecuencia se recurre sin más al término *legibilidad* para hacer referencia a los aspectos lingüísticos (terminológicos, gramaticales, sintácticos, etc.) que inciden en la facilidad o dificultad para comprender un texto.

Dada la profusión de trabajos que abordan la definición y delimitación de estos conceptos, así como el objeto de estudio del presente capítulo, revisamos brevemente a continuación cómo se han aplicado en el ámbito

---

[3] Véase este artículo para una revisión detallada y una clasificación de las definiciones y aproximaciones a este concepto en el ámbito médico-sanitario.

[4] Véase también la contribución de Navarro (2021) para una revisión de las denominaciones utilizadas en español para reflejar la distinción entre estos dos conceptos.

médico-sanitario. Barrio Cantalejo y Simón Lorda (2003), uno de los primeros trabajos publicados sobre la legibilidad en el ámbito médico, parte de los planteamientos de Aliende (1994), que diferencia seis tipos de legibilidad, y se centra en la distinción entre la legibilidad lingüística («que analiza el texto en tanto que mensaje lingüístico» (Barrio Cantalejo y Simón Lorda, 2003: 410), y la legibilidad tipográfica, que «analiza el texto como objeto material» (Barrio Cantalejo y Simón Lorda, 2003: 410). Otros, como Ballesteros-Peña y Fernández-Aedo (2013) o Mayor Serrano (2012), se basan en la distinción propuesta por Martínez de Sousa (2005), y distinguen entre *legibilidad* (determinada por elementos tipográficos) y *comprensibilidad* (condicionada por la estructura y el contenido del texto).

Ante esta falta de univocidad terminológica es habitual que en cada estudio se explicite cómo se concibe la legibilidad. En el presente trabajo nos centramos en el análisis de la «legibilidad tipográfica», que se correspondería con *legibility* en inglés (según los planteamientos de Strizver (2010) o Luna (2018)). Como señalan Ballesteros-Peña y Fernández-Aedo (2013: 398), y pone de relieve la recopilación de estudios sobre el DCI realizada por Morales Valdivia (2022), la legibilidad lingüística ha sido estudiada en numerosos trabajos, debido quizá a que puede abordarse a través de técnicas de medición cuantitativas, mediante fórmulas matemáticas, como la fórmula de Fernández-Huerta o la escala INFLESZ. Sin embargo, los estudios centrados en el análisis de la legibilidad tipográfica son mucho más escasos. De hecho, en la revisión llevada a cabo por Morales Valdivia (2022), solo encontramos tres trabajos (Barrio-Cantalejo, 2007; Calle-Urra *et al.*, 2013; y Kenyon *et al.*, 2019) en los que se incluyen algunos aspectos relevantes para el estudio de la legibilidad tipográfica (tamaño de la letra e imágenes explicativas; tamaño y estilo de la letra, y tamaño de la letra, respectivamente). No se ha realizado, hasta el momento, ningún análisis empírico centrado en la legibilidad tipográfica, pese a que esta desempeña también un papel clave para facilitar (o dificultar) la comprensión de un texto, en este caso, de los DCI. Asimismo, los aspectos tipográficos y el uso de otros elementos metatextuales, como comentamos anteriormente, son especialmente relevantes ante la progresiva digitalización de estos documentos.

Ahora bien, ¿cuáles son los elementos o aspectos que se han de tener en cuenta para el análisis de la legibilidad tipográfica? Si nos centramos en las aportaciones en el ámbito médico-sanitario, una de las propuestas más completas, en la que se formulan recomendaciones con respecto al uso de los elementos tipográficos basadas en los resultados de un estudio en el que participó un grupo de expertos, es la que presentan Barrio Cantalejo *et al.* (2011: 162):

1. Destacar gráficamente las palabras y frases importantes.

2. Usar tipos de letra fáciles de leer.

3. No emplear más de dos o tres tipos de letra.

4. Evitar la sobrecarga de imágenes que tengan solo función ornamental.

5. Usar un tamaño 12 de letra como mínimo. Lo ideal es 13 o 14.

6. No escribir por entero mensajes con letras mayúsculas.

7. Evitar los fondos con dibujos, texto sobreimpreso o marcas de agua.

8. Utilizar con moderación la negrita, subrayados y cursivas, solo en mensajes muy importantes.

9. Dejar espacios en blanco en la página, para que la vista descanse.

10. Evitar fondos de texto oscuros.

11. Evitar los negativos (fondo oscuro y letras claras).

12. Escribir en letras negras sobre fondo blanco o de color muy claro.

Asimismo, cabe mencionar las recomendaciones para la elaboración de folletos de salud elaboradas por Mayor Serrano (2007). Con respecto a la legibilidad tipográfica, la autora incluye algunas recomendaciones relativas al tamaño y tipo de letra, el uso de secciones o párrafos bien delimitados, la incorporación de números, letras o ciertas viñetas (para destacar el comienzo de párrafos, apartados o subapartados), el interlineado, la justificación y los márgenes, el color y la inclusión de elementos no verbales o ilustraciones (Mayor Serrano, 2007: 24, 27).

Encontramos, además, otras contribuciones que no se circunscriben al ámbito médico-sanitario, pero que nos permiten identificar los aspectos que desempeñan un papel importante para determinar la legibilidad tipográfica de un texto. Por ejemplo, Fundora Iglesias y Fernández Sánchez (2021: 81) aplican una distinción entre microtipografía (que incluye las características en el ámbito de las letras, las palabras y las líneas de texto) y macrotipografía (que incluye los ámbitos del párrafo, la columna y el formato). Dentro de la microtipografía, los elementos que más inciden en la legibilidad tipográfica de un texto son: *a*) fuente o póliza: el uso de características distintivas y formas familiares; *b*) palabra: interlineado, y *c*) línea de texto: tamaño del tipo e interlineado. Otros elementos que también incidirían son la longitud de la línea y el espacio entre palabras. En lo que respecta a la macrotipografía, el aspecto que más incide en la legibilidad, según estos autores, es el contraste de color texto-fondo, si bien otras cuestiones relevantes serían el uso de imágenes, el tipo de párrafo o la alineación de las columnas.

Como se puede apreciar en las propuestas anteriores, es difícil establecer de manera absoluta una distinción entre aspectos puramente tipográficos y elementos de naturaleza metatextual (como puede ser el uso de ilustraciones), si bien también estos tendrían cabida en el análisis de la legibilidad tipográfica, ya que escapan de los estudios que se centran en el análisis de naturaleza lingüística y terminológica.

6.3 METODOLOGÍA

La aproximación metodológica adoptada en el presente trabajo combina el análisis cuantitativo, con el fin de explorar la frecuencia con la que se aplican en los DCI analizados las recomendaciones presentadas anteriormente, con una perspectiva cualitativa, para valorar la adecuación y consistencia en la aplicación de dichas recomendaciones. Para ello, hemos compilado un corpus de DCI elaborados por sociedades médicas y hemos analizado, manualmente, el uso que se hace en ellos de los elementos tipográficos y metatextuales que influyen en su legibilidad tipográfica.

6.3.1 Compilación del corpus

Como hemos explicado anteriormente, el objeto de estudio de este trabajo son los DCI elaborados por sociedades médicas que operan en el ámbito estatal en España. Así, en primer lugar, hemos confeccionado una lista de sociedades médicas partiendo del listado proporcionado por el Ministerio de Sanidad. Dado que este estudio está centrado en DCI utilizados en pruebas, intervenciones o tratamientos quirúrgicos, descartamos las sociedades que no tuvieran una implicación en estos procedimientos (por ejemplo, la Sociedad Española de Farmacia Rural, o la Sociedad Española de Informática de la Salud).

Una vez confeccionada la lista de sociedades médicas, procedimos a la recopilación de DCI elaborados por estas sociedades mediante la búsqueda en sus respectivas páginas web y la redacción de correos electrónicos para consultar la posibilidad de que nos facilitaran DCI en los casos en los que no estuvieran disponibles en sus páginas. Puesto que se trata de un género muy estandarizado, de un corpus de más de seiscientos DCI, seleccionamos un máximo de cinco documentos por sociedad médica. De este modo, el corpus objeto de análisis se compone de un total de ciento treinta y cinco DCI, elaborados por treinta y cinco sociedades médicas distintas. De acuerdo con el listado oficial del Ministerio de Sanidad, en el corpus se incluyen DCI de veinticuatro (de las 46) especialidades médicas, elaborados por las sociedades médicas correspondientes.

6.3.2 Parámetros de análisis

Tomando en cuenta las contribuciones en las que se formulan recomendaciones para facilitar la legibilidad tipográfica de los textos revisadas anteriormente (véase 2.3), así como el objeto de análisis del presente estudio, los parámetros de análisis utilizados combinan elementos estrictamente tipográficos, como puede ser el tipo o el tamaño de fuente utilizada, con otros aspectos metatextuales, como el uso de imágenes o ilustraciones. En la tabla 1 incluimos los parámetros que se han tomado en consideración para este estudio:

Tabla 1: Elementos metatextuales analizados

Elementos tipográficos y metatextuales	
Nivel macrotextual	*Nivel microtextual*
Secciones diferenciadas	Tipo de fuente
Uso de encabezamientos	Tamaño de la fuente
Longitud de los párrafos	Uso de la negrita
Longitud de línea	Uso de la cursiva
Alineación	Uso de las mayúsculas
Interlineado	Uso de los paréntesis

Elementos tipográficos y metatextuales	
Nivel macrotextual	*Nivel microtextual*
Uso de enumeraciones	Uso de las viñetas
Uso de gráficos o imágenes	Uso de las comillas
Uso de color	Uso del subrayado

Se ha de tener en cuenta, no obstante, que la distinción entre los niveles micro y macrotextual se ha establecido en función de las tendencias mayoritarias en su uso, pero no ha de entenderse de una manera absoluta, puesto que puede darse el caso de que se utilice la negrita, la cursiva o las mayúsculas en todo un párrafo, y no solo en el caso de la palabra, por ejemplo, o viceversa en el caso del uso de color.

Como hemos apuntado anteriormente, los resultados se analizarán desde una perspectiva mixta, teniendo en cuenta las convenciones tipográficas y las recomendaciones que han formulado autores como Mayor Serrano (2007), Wittenberg y Dickler (2007) o Barrio Cantalejo *et al.* (2011), en el ámbito médico-sanitario, en concreto, para los géneros folletos informativos y consentimiento informado, y otras propuestas que encontramos con frecuencia en páginas web dedicadas al diseño y a los elementos tipográficos.[5]

Resumimos a continuación las recomendaciones propuestas para favorecer la legibilidad tipográfica de los documentos, en el uso de los distintos elementos incluidos en nuestro análisis (véase la tabla 2):

[5] Por ejemplo: https://www.staffdigital.pe/blog/diseno-texto-web-legibilidad/, https://design-toolkit.recursos.uoc.edu/es/legibilidad/ o https://design.tutsplus.com/es/articles/readability-and-typesetting-basics-kerning-tracking-leading-and-more--cms-36859.

Tabla 2: recomendaciones de uso de los elementos analizados

Elementos tipográficos y metatextuales	
Nivel macrotextual	*Nivel microtextual*
Secciones diferenciadas: recomendadas para marcar los distintos temas tratados	Tipo de fuente: fuentes más legibles: Arial, Garamond, Frutiger Roman
Uso de encabezamientos: recomendados para ilustrar el contenido de las distintas secciones	Tamaño de la fuente: recomendación mínima, 12
Longitud de los párrafos: no superior a 7 líneas	Uso de la negrita: se recomienda un uso moderado, para resaltar aspectos o mensajes clave
Longitud de la línea: entre 9-12 palabras	Uso de la cursiva: se recomienda un uso moderado, para resaltar aspectos o mensajes clave
Interlineado: 1,5 o doble	Uso de mayúsculas: se recomienda evitarlas
Alineación: justificación del párrafo solo a la izquierda)	Uso de paréntesis: no se formulan recomendaciones concretas
Uso de las enumeraciones: recomendado para marcar el comienzo de párrafos especiales o resaltar una relación de conceptos	Uso de viñetas: recomendado para marcar el comienzo de párrafos especiales o resaltar una relación de conceptos
Uso de gráficos o imágenes: recomendado para favorecer la comprensión	Uso de comillas: no se formulan recomendaciones
Uso de color: se recomienda el uso de textos impresos en negro sobre blanco	Uso del subrayado: se recomienda un uso moderado, para resaltar aspectos o mensajes clave

6.4 RESULTADOS Y ANÁLISIS

A continuación, presentamos los resultados del estudio del uso de los elementos metatextuales que influyen en la legibilidad tipográfica en el corpus de DCI objeto de estudio en este trabajo. En primer lugar, adoptamos una perspectiva cuantitativa, para valorar su frecuencia de uso. Para completar esta perspectiva, realizamos un análisis descriptivo para valorar la adecuación y consistencia en la utilización de estos elementos. Esta aproximación mixta nos permitirá evaluar, desde una perspectiva integradora, la legibilidad tipográfica de los DCI elaborados por sociedades médicas españolas.

6.4.1 Nivel macrotextual

En primer lugar, observamos que el 82,2 % de los DCI analizados contiene secciones diferenciadas que, en el 85,9 % de los casos, van acompañadas de los encabezamientos correspondientes. Normalmente, estas secciones marcan los distintos bloques o subtemas incluidos en los DCI (descripción del procedimiento, riesgos, alternativas, etc.). La estructuración de los DCI por secciones favorece su legibilidad tipográfica. Asimismo, nuestro análisis revela que el 85,9 % de los DCI presenta párrafos de menos de siete líneas, que es la longitud máxima recomendada en la literatura consultada, si bien, el 91,9 % de los DCI incluye mayoritariamente líneas que exceden la recomendación de nueve a doce palabras. El excesivo número de palabras por línea dificulta la legibilidad de los DCI. Además, esta dificultad se ve incrementada por el interlineado utilizado, pues el 85,2 % de los DCI presenta un interlineado sencillo en el cuerpo del documento. Encontramos un interlineado doble exclusivamente en la sección dedicada a los datos personales del paciente que precede a la fórmula de otorgamiento en el 42,2 % del corpus. Con relación a la alineación, observamos que en su gran mayoría (86,7 %) los DCI están justificados tanto a la derecha como a la izquierda, lo cual es contrario a las recomendaciones de una justificación a la izquierda, para evitar los saltos de línea erróneos durante la lectura.

Con respecto al uso de enumeraciones, encontramos que se utilizan en el 45,2 % de los DCI compilados. En estos casos, vemos que pueden utilizarse de una manera más global; así, mediante la fórmula «DECLARO que he sido informado», se van introduciendo, enumeradas, las distintas partes del DCI (por ejemplo, en los DCI de la Sociedad Española de Cirugía Pediátrica); o bien únicamente en distintas secciones, por ejemplo, para presentar los distintos tipos de riesgos asociados a los procedimientos (1. Riesgos generales; 2. Riesgos personalizados y profesionales (DCI Sociedad Española de Neurocirugía)). En ambos casos, la utilización de enumeraciones favorece la legibilidad tipográfica de los documentos.

El uso de gráficos y/o imágenes es bastante residual en el corpus. El 91,9 % de los DCI analizados no contiene ni gráficos ni imágenes. Solamente incluyen elementos gráficos los DCI elaborados por la Sociedad Española de Endoscopia Digestiva y la Sociedad Española de Patología Digestiva, y uno de los DCI de la Sociedad Española de Cirugía Plástica, Reparadora y Estética. En el caso de las dos primeras sociedades, se incluyen imágenes (concretamente, se trata de dibujos que ilustran la realización del procedimiento) en color, y en el DCI de la Sociedad Española de Cirugía Plástica, Reparadora y Estética, en blanco y negro. En las recomendaciones formuladas, se aconseja incluir gráficos e imágenes, pues contribuyen a facilitar la legibilidad tipográfica de los DCI y constituyen otra forma de representación de la información. Como señalan Saiz-Hontangas *et al.* (2016), el uso de imágenes contribuye a la activación de los pacientes.

Finalmente, en lo que respecta al uso de color, todos los DCI del corpus están impresos en negro sobre un fondo blanco, siguiendo, por tanto, las recomendaciones formuladas, a excepción de los DCI elaborados por la Sociedad Española de Cardiología, en los que todo el texto aparece en un tono azul. Además, en el 66,7 % de los DCI se utilizan otros colores, normalmente distintos tonos de azul, en los encabezamientos de las distintas secciones, y en los nombres/logos de las sociedades médicas que se incorporan con relativa frecuencia en el margen superior de los DCI.

A continuación, incluimos algunos ejemplos ilustrativos del uso de los elementos analizados:[6]

> _La **sedación** pretende **no abolir el control del sujeto de sus funciones vitales cardio-respiratorias**, no obstante el anestesiólogo controlará el mantenimiento adecuado de las funciones vitales para lo cual se ayudará de los dispositivos médicos auxiliares precisos, para realizar el procedimiento con la máxima seguridad para los pacientes. (DCI Sociedad Española de Anestesiología, Reanimación y Terapéutica del dolor)

---

[6] Los fragmentos extraídos del corpus a modo de ejemplo se reproducen tal y como aparecen en los DCI.

1. El propósito principal de la intervención es extirpar la zona estrecha de la unión ureterovesical y reimplantarla en la vejiga, de forma que se restablezca la función valvular de la misma.

2. La intervención precisa anestesia general, que será informada por el Servicio de Anestesiología y Reanimación. (DCI Sociedad Española de Cirugía Pediátrica)

OBJETIVO

El objetivo de la técnica consiste en lograr que la sustancia inyectada actúe directamente en la zona de lesión aliviando la sintomatología dolorosa; no la curación de su patología. Con esto se puede romper el círculo de contractura —inflamación— dolor. En algunos casos en los que se realiza una punción paravertebral terapéutica, se consigue una mejoría que a menudo es temporal, y a veces puede llegar a ser muy duradera. El alivio completo del dolor no es imposible, pero sí difícil de conseguir mediante esta técnica. (DCI Sociedad Española del Dolor)

6.4.2 Nivel microtextual

Con respecto a los elementos tipográficos microtextuales, observamos, en primer lugar, que las fuentes utilizadas en el corpus con mayor frecuencia son la Calibri (34,1 %) y la Arial (31,1 %), seguidas de la Times New Roman (11,1 %). De estas fuentes, la única que coincide con las recomendaciones es la Arial. Otras fuentes, también sans serif, que suelen ser recomendadas en términos de legibilidad son la Helvetica (utilizada en 8,9 % de los DCI) y la Verdana (3,7 %). Intrínsecamente ligado a la fuente, está el tamaño de esta. La recomendación de utilizar un tamaño mínimo de 12 puntos, que solamente se usa en la totalidad del texto de los DCI en 5,2 %, y combinado con tamaños inferiores (10 y 12) en 5,9 % del corpus. El 38,5 % de los DCI están redactados con tamaño de cuerpo 10 que resulta demasiado pequeño y puede, en consecuencia, dificultar la legibilidad. El 24,4 % de los DCI están redactados con un tamaño de 11 puntos; y el 25,9 % de los DCI combina, de modo inconsistente, distintos tamaños de fuente inferiores al mínimo recomendado.

Como hemos visto, se recomienda hacer un uso moderado de la negrita, la cursiva y el subrayado, y evitar el uso de la mayúscula. Si bien en lo que respecta a la cursiva y al subrayado observamos un uso moderado (se utiliza la cursiva en el 43,7 % y el subrayado en el 34,8 % de los DCI), no sucede igual con la negrita (utilizada en el 86,7 % de los DCI), ni con las mayúsculas, de las cuales se hace con frecuencia un uso no normativo. Si atendemos ahora a cómo se utilizan estos elementos, vemos que la cursiva está presente en el 20 % de los DCI en la fórmula de otorgamiento del consentimiento, lo cual indica la intención de resaltar esta sección. Esta intención de situar el énfasis en la fórmula de otorgamiento se hace patente también con el uso no normativo de las mayúsculas en esta parte, que aparece en el 79,3 % de los DCI, y con la negrita, utilizada en el 55,6 % del corpus. El uso de la negrita es también muy común en los títulos (88,1 %) y en los encabezamientos de las distintas secciones (37,8 %), resaltando así el comienzo de nuevos bloques temáticos. El uso de la cursiva, con bastante menor incidencia en el corpus, como hemos mencionado, se emplea, de manera inconsistente, a veces para direcciones de páginas web, o a modo de énfasis en el comienzo de viñetas. Estos usos inconsistentes de la cursiva se dan en el 17,8 % de los DCI. Asimismo, cabe mencionar el uso no normativo de la mayúscula en términos especializados, presente en el 47,4 % de los DCI; y un uso relativamente residual del subrayado para los títulos (18,5 %), los encabezamientos de las secciones (17,8 %) y para destacar términos clave en el cuerpo del texto (4,4 %). A continuación, ilustramos estos resultados con algunos ejemplos:[7]

El abajo firmante declara haber sido informado debida y comprensiblemente por el facultativo responsable de su asistencia, de los beneficios, riesgos y alternativas de la prueba, y estar de acuerdo con la realización de la misma, por lo que da su consentimiento libremente. (DCI Sociedad Española de Gastroenterología, Hepatología y Nutrición Pediátrica)

[7] Los fragmentos extraídos del corpus a modo de ejemplo se reproducen tal y como aparecen en los DCI (tipo de fuente, tamaño, etc.).

FIRMO ESTE DOCUMENTO DESPUÉS DE HABERLO LEÍDO Y HABER TENIDO LA OPORTUNIDAD DE PREGUNTAR Y ACLARAR MIS DUDAS. POR TANTO, DESPUÉS DE HABER ENTENDIDO LO QUE SE ME VA A HACER, LOS RESULTADOS ESPERADOS Y LOS RIESGOS QUE DE TODO ELLO PUEDAN DERIVARSE. (DCI Sociedad Española de Cardiología)

Que el Doctor/a [...] del Servicio de Cirugía Torácica/Neumología, me ha explicado que es conveniente proceder, en mi situación, a BRAQUITERAPIA POR BRONCOSCOPIA FLEXIBLE. (DCI Sociedad Española de Neumología y Cirugía Torácica).

- *Los más frecuentes*: dolor abdominal leve, náuseas, vómitos, distensión abdominal o molestias al tragar. [...].
- *Otras complicaciones mucho menos frecuentes pero de mayor gravedad son*: hemorragia, perforación, [...].
- *Riesgos específicamente relacionados con el paciente*: además de los riesgos citados anteriormente, pueden presentarse otras complicaciones [...]. (DCI Sociedad Española de Gastroenterología, Hepatología y Nutrición Pediátrica)

Otros elementos tipográficos microtextuales son las comillas, los paréntesis y las viñetas (*bullets*). Con respecto al uso de viñetas, como hemos visto, está recomendado para marcar el comienzo de párrafos o resaltar una relación de conceptos. En el caso de las comillas y los paréntesis, no hemos encontrado recomendaciones específicas, por tanto, los evaluaremos teniendo en cuenta sus usos habituales y/o normativos. El 78,5 % de los DCI incluye el uso de viñetas para introducir relaciones de conceptos, a modo de enumeraciones, lo cual facilita la legibilidad. Los paréntesis están presentes también en la gran mayoría del corpus (94,8 % de los DCI). Sus usos más frecuentes los encontramos en términos especializados (81,5 %) y en aclaraciones (80 %), si bien aparecen también con relativa frecuencia en la sección de otorgamiento del consentimiento (49,7 %), para indicar los datos personales que se han de incluir. Vemos, pues, que la utilización de los paréntesis en el corpus se corresponde en su mayoría con un uso normativo (insertar información aclaratoria o adicional). La presentación de terminología entre paréntesis suele aparecer precedida de una explicación de los conceptos médicos, lo cual corresponde al uso de estrategias de desterminologización, utilizadas con relativa frecuencia, como señalan Montalt y Shuttleworth (2012), en este género. El uso de las comillas es residual en el corpus. Se utilizan para marcar la utilización de palabras del lenguaje común como explicación de terminología médica (5,2 %), lo que se corresponde también con el uso habitual o normativo de estas (marcar el carácter especial, o «impropio» de una palabra). Los ejemplos siguientes ilustran estos resultados.[8]

Complicaciones derivadas de la colocación del dispositivo

Son poco frecuentes

• Para realizar este procedimiento es necesario atravesar la zona estrecha con distintos catéteres que rozan la superficie y pueden desprender pequeños fragmentos de ateroma o trombos pequeños que se muevan hacia las arterias del pie (embolización).

• La zona que se dilata puede quedar "rugosa" y formarse coágulos que produzcan una obstrucción. Esto puede ocurrir en las horas o días siguientes a la operación. (DCI Sociedad Española de Angiología y Cirugía Vascular)

---

14. Hematológicos: anemia. Leucopenia y neutropenia (bajada de las "defensas" de la sangre), con o sin infección acompañante. Trombopenia (bajada de las plaquetas) con o sin hemorragias. Según el grado de anemia o trombopenia puede ser necesario administrar transfusiones. (DCI Sociedad Española de Oncología Médica)

---

[8] Los fragmentos extraídos del corpus a modo de ejemplo se reproducen tal y como aparecen en los DCI (tipo de fuente, tamaño, etc.).

6.5 REFLEXIONES FINALES

El estudio de la legibilidad tipográfica de los DCI elaborados por sociedades médicas españolas pone de relieve que, en el ámbito macrotextual, es frecuente que los DCI presenten una macroestructura marcada, con distintas secciones para estructurar la información presentada y párrafos de extensión moderada, con el objetivo de facilitar la percepción visual y la lectura. Sin embargo, el uso de otros elementos tipográficos que influyen en la legibilidad de estos documentos es susceptible de mejora, como es el caso del interlineado o la longitud de las líneas, cuyo uso inadecuado contrarresta (o incluso anula) la facilidad de lectura que aportan los elementos anteriores. De igual modo, pese a las recomendaciones formuladas por distintos académicos, el presente estudio ha puesto de manifiesto que la utilización de imágenes o gráficos para facilitar la legibilidad de los DCI es aún residual, y el uso de enumeraciones tampoco tiene una presencia generalizada.

En campo microtextual, las recomendaciones con relación al tipo y al tamaño de la fuente no se ven reflejadas en la mayoría del corpus. Asimismo, elementos tipográficos como la negrita o las mayúsculas, cuyo uso debería ser moderado para así facilitar la legibilidad de los documentos, presentan un uso muy extendido e inconsistente en el corpus. Junto a la cursiva, estos elementos se utilizan sobre todo en la sección de otorgamiento del consentimiento, lo cual destaca la naturaleza jurídica de este género y evidencia la intención de que este represente una garantía jurídica para los profesionales médico-sanitarios.

En suma, los resultados del análisis revelan un uso de los aspectos metatextuales que no acaba de ajustarse a las recomendaciones formuladas por diversos académicos. Asimismo, la escasa atención dedicada hasta el momento al análisis de estos elementos indica que existe poca concienciación sobre la importancia de estos para la legibilidad de los DCI. Dado el papel fundamental que desempeñan las sociedades médicas en la provisión de documentos clave en los procesos clínicos, y teniendo en cuenta los resultados obtenidos, cabe destacar la necesidad de crear sinergias entre investigadores y personal responsable de la elaboración de los DCI, a fin de posibilitar la transferencia de conocimiento y fomentar así una mayor concienciación sobre los usos que favorecen la legibilidad tipográfica en estos documentos.

Por último, hemos de tener presente que la *legibilidad* es un concepto poliédrico que, con frecuencia, queda reducido a análisis cuantitativos automatizados que, si bien son relevantes, no permiten evaluar de manera integradora y holística la comprensibilidad de los DCI. En este sentido, el presente trabajo constituye una aportación complementaria al análisis de la legibilidad de los DCI; para tener una visión completa se habrá de incorporar, en último término, la percepción de los usuarios.

REFERENCIAS BIBLIOGRÁFICAS

Aliende González, F. (1994). *La legibilidad de los textos*. Andrés Bello.

Ballesteros-Peña, S., y Fernández-Aedo, I. (2013). Análisis de la legibilidad lingüística de los prospectos de los medicamentos mediante el índice de Flesch-szigriszt y la escala inflesz. *Anales del Sistema Sanitario de Navarra*, 36(3), 397-406. https://dx.doi.org/10.4321/S1137-66272013000300005

Barrio Cantalejo, I. M., y Simón Lorda, P. (2003). ¿Pueden leer los pacientes lo que pretendemos que lean? Un análisis de la legibilidad de materiales escritos de educación para la salud. *Atención Primaria*, 31(7), 409-414. https://doi.org/10.1016/S0212-6567(03)79199-9

Barrio Cantalejo, I. M. (2007). *Legibilidad y salud: Los métodos de medición de la legibilidad y su aplicación al diseño de folletos educativos sobre salud* [tesis doctoral no publicada]. Universidad de Granada.

Barrio Cantalejo, I. M., Simón Lorda, P., Melguizo Jiménez, M., y Molina Ruiz, A. (2011). Consenso sobre los criterios de legibilidad de los folletos de educación para la salud. *Anales del Sistema Sanitario de Navarra*, 34(2), 153-165. https://dx.doi.org/10.4321/S1137-66272011000200003

Calle-Urra, J. E., Parra-Hidalgo, P., Saturno-Hernández, P., Fonseca-Miranda, Y., y Martínez-Martínez, M. J. (2013). Evaluación de la calidad formal de los documentos de consentimiento informado en 9 hospitales. *Revista de Calidad Asistencial*, 28(4), 234-243. https://dx.doi.org/10.4321/S1135-57272015000300008

Fernández Aranda, M. I. (2018). Evolución de la digitalización del consentimiento informado en la asistencia obstétrica. *Matronas Profesión*, 19(3), 31-40.

Fundora Iglesias, M., y Fernández Sánchez, E. (2021). Consideraciones desde la tipografía para la legibilidad y lecturabilidad de los textos impresos. *Alcance*, 10(27), 67-88.

García-Alegría, J., Vázquez-Fernández del Pozo, S., Salcedo-Fernández, F., García-Lechuz Moya, J. M., Zaragoza-Gaynor, G. A., López Orive, M. Á., García-San José, S., y Casado Durández, P. (2017). Compromiso por la calidad de las sociedades científicas en España. *Revista Clínica Española*, 4, 212-221. http://dx.doi.org/10.1016/j.rce.2017.02.008

Gómez-Durán, E., Ferrán-Ballús, B., Torrent Jansà, L., Martí-Fumadó, C., y Arimany-Manso, J. (2016). Accesibilidad a documentos de consentimiento informado a través de las sociedades científicas. *Revista Española de Medicina Legal*, 42(2), 67-71. https://doi.org/10.1016/j.reml.2015.09.004

Grupo de investigación GENTT (2021). *Hipócrates, un proyecto de GENTT*. https://hipocratesgentt.uji.es/docs/profesional/gt-profesional-intro

Kenyon, R. M., Pomeroy, E., Yeo R., y Cashman, J. P. (2019). Consent documentation for elective orthopaedic surgery. *Irish Journal of Medical Science*, 188(3), 861-866. https://doi.org/10.1007/s11845-018-1929-4

Luna, P. (2018). *Typograghy: A Very Short Introduction*. Oxford University Press.

Mariscal Crespo, M. I., Coronado Vázquez, V., y Ramírez Durán, M. V. (2017). Análisis global de la legibilidad de los documentos de consentimiento informado utilizados en los hospitales públicos de España. *Revista de Calidad Asistencial*, 32(4), 200-208. https://doi.org/10.1016/j.cali.2017.01.003

Martí Ferriol, J. L. (2016). Selection and validation of a measurement instrument for readability calculations in patient information leaflets for oncological patients in Spain. *Journal of Research Design and Statistics in Linguistics and Communication Science*, 3(1), 110-125. https://doi.org/10.1558/jrds.30604

Martínez-Carrasco, R., y Ordóñez-López, P. (2023). El consentimiento informado en la comunicación médico-paciente: análisis crítico del marco legislativo. *Hermes-Journal of Language and Communication in Business*, 63, 99-117. https://doi.org/10.7146/hjlcb.vi63.134391

Martínez de Sousa J. (2005). *Manual de edición y autoedición*. Pirámide.

Mayor Serrano, M. B. (2007). Recomendaciones para la elaboración de folletos de salud. *Panace@: Revista de Medicina, Lenguaje y Traducción,* 8(25), 23-30.

Mayor Serrano, M. B. (2012). La información para la salud: comprensibilidad y utilidad. En I. Basagoiti (coord.), *Alfabetización en salud: de la información a la acción* (pp. 281-294). Ítaca.

Montalt, V., y Shuttleworth, M. (2012). Research in translation and knowledge mediation in medical and healthcare settings. *Linguistica Antverpiensia,* 11, 9-29. http://dx.doi.org/10.52034/lanstts.v11i.294

Montalt, V., Zethsen, K., y Karwacka, W. (2018). Medical translation in the 21st century - challenges and trends. *MonTI - Monografías de Traducción e Interpretación,* 10, 27-42. http://dx.doi.org/10.6035/MonTI.2018.10.1

Morales Valdivia, E. (2022). *Evaluación del consentimiento informado en los hospitales públicos españoles: estandarización, calidad, accesibilidad y legibilidad* [tesis doctoral no publicada]. Universitat Jaume I.

Navarro, F. A. (2021). Se parecen, se parecen..., pero no son lo mismo (II): *legibility* y *readability. El Trujamán,* Centro virtual Cervantes. https://cvc.cervantes.es/trujaman/anteriores/junio_21/30062021.htm

Organización Médica Colegial (2015). *Regulación de la profesión médica.* Consejo General de Colegios Oficiales de Médicos.

Piñeiro, D. J. (2008). Las sociedades científicas y la educación médica. *Revista Argentina de Educación Médica,* 2(1), 29-31.

Ramírez Puerta, M. R., Fernández-Fernández, R., Frías-Pareja, J. C., Yuste-Ossorio, M. E., Narbona-Galdó, S., y Peñas-Maldonado, L. (2013). Análisis de legibilidad de consentimientos informados en cuidados intensivos. *Medicina Intensiva,* 37(8), 503-509. https://doi.org/10.1016/j.medin.2012.08.013

Reynal Reillo, E. (2016). *Cuestiones actuales del consentimiento informado* [tesis doctoral no publicada]. Universitat de València.

Saiz-Hontangas, P., Ezpeleta-Piorno, P., y Muñoz-Miquel, A. (2016). El uso de imágenes en guías para pacientes: una primera aproximación desde la perspectiva del nivel de activación del paciente. *Panace@: Revista de Medicina, Lenguaje y Traducción,* 17(44), 99-110.

San Norberto, E. M., Vaquero, C., Gómez-Alonso, D., Trigueros, J. M., Quiroga, J., y Gualis, J. (2014). Legibilidad del consentimiento informado quirúrgico en España. *Cirugía Española,* 92(3), 201-207.

Strizver, I. (2010). *Type Rules.* John Wiley and Sons Inc.

Wilbanks, J. (2018). The Future of Informed Consent in Research and Translational Medicine: A Century of Law, Ethics & Innovation. *Journal of Law, Medicine & Ethics*, 46(1), 110-118. https://doi.org/10.1177/1073110518766025.

Wittenberg, K. M., y Dickler, H. B. (2007). Creating Informed Consent Documents That Inform: A Literature Review. En Association of American Medical Colleges (eds.). *Universal Use of Short and Readable Informed Consent Documents: How Do We Get There?, Summary of Strategic Planning Meeting May 30, 2007*, https://www.aamc.org/media/24431/download

CAPÍTULO 7. LA ÉTICA, PIEDRA ANGULAR EN LA HUMANIZACIÓN DE LA COMUNICACIÓN Y LA TRADUCCIÓN CENTRADAS EN EL PACIENTE

Vicent Montalt
Universitat Jaume I
ORCID: 0000-0003-0897-9391

RESUMEN: Una comunicación humanizada y verdaderamente centrada en los pacientes se asienta en determinados valores éticos como la inclusividad, la empatía o la equidad. En contextos médico-sanitarios, las cuestiones éticas relativas a la comunicación multilingüe y la traducción van más allá de los códigos deontológicos profesionales e incorporan la ética médica (Montalt, 2022) y la idea de responsabilidad social. En «Translation, Ethics and Social Responsibility», Drugan y Tipton (2017) sostienen que incorporar la ética y la responsabilidad social a la tarea de traducir requiere abrir el foco de atención e ir más allá de los textos, de los profesionales de la traducción y de los estudios de traducción como disciplina académica. También señalan que en los últimos veinte años se ha producido un alejamiento de los enfoques deontológicos en favor de lo que denominan «differentiated approaches in which the whole communicative situation is brought to bear on decision-making» (Drugan y Tipton, 2017: 122). Diferentes situaciones requieren enfoques éticos diferenciados para poder analizar y resolver los dilemas que se plantean en el proceso de traducción. En comunicación sanitaria, muchas de esas situaciones tienen lugar en géneros predeterminados y rutinizados, como la consulta médica, el consentimiento informado o la campaña sanitaria. Los géneros textuales están, pues, imbricados en marcos éticos más o menos explícitos que regulan la producción de los textos y su uso en situaciones comunicativas concretas (Montalt y González-Davies, 2007), así como su traducción. Este capítulo pretende ofrecer una visión de conjunto de las dimensiones éticas que confluyen en la traducción médico-sanitaria con el fin de facilitar razonamientos éticos que favorezcan la humanización.

PALABRAS CLAVE: ética; humanización; traducción; comunicación; paciente.

ABSTRACT: Humanised and truly patient-centred communication is based on ethical values such as inclusiveness, empathy, and equity. In medical-health contexts, ethical issues related to multilingual communication and translation go beyond professional codes of ethics and incorporate both medical ethics (Montalt, 2022) and the idea of social responsibility. In 'Translation, Ethics and Social Responsibility', Drugan and Tipton (2017) argue that incorporating ethics and social responsibility into the task of translation requires opening up the focus of attention and going beyond texts, translation professionals and translation studies as an academic discipline. They also point out that in the last twenty years there has been a move away from deontological approaches in favour of what they call 'differentiated approaches in which the whole communicative situation is brought to bear on decision-making' (Drugan & Tipton, 2017: 122). Different situations require different ethical approaches to analyse and resolve the dilemmas that arise in the translation process. In health communication, many of these situations take place in predetermined and routinised genres, such as the medical consultation, the informed consent or the health campaign, to mention but a few. Genres are therefore embedded in more or less explicit ethical frameworks that regulate the production of texts and their use in specific communicative situations (Montalt & González-Davies, 2007), as well as their translation. This chapter aims to provide an overview of the ethical dimensions that come together in medical-health translation in order to facilitate ethical reasoning that favours humanisation.

KEYWORDS: ethics; humanisation; translation; communication; patient.

7.1 INTRODUCCIÓN

En el proceso de traducción/interpretación surgen retos y problemas de todo tipo. La comprensión de los textos de partida (en el sentido amplio de textos escritos, orales y multimodales) y las decisiones que tomamos y trasladamos al texto meta están influidas no solo por nuestras capacidades cognitivas sino también por todos los elementos del contexto. Las relaciones que establecemos con los distintos participantes (*in situ*, en las interacciones orales, o a distancia, en los textos escritos) determinan el modo en que traducimos y, viceversa, el modo en que traducimos determina las relaciones que establecemos con los distintos participantes, en particular, con los destinatarios de nuestras traducciones. Cuando los destinatarios son pacientes que se comunican con los profesionales o las instituciones en contextos médico-sanitarios hay que tener en cuenta un aspecto que condiciona la manera en que se desarrolla la comunicación y que, sin duda, concierne a los traductores e intérpretes.

Me refiero a las asimetrías de diversa naturaleza (socioprofesionales, comunicativas, lingüísticas, cognitivas, culturales, tecnológicas, etc.) (Bonnin, 2014; García-Izquierdo y Montalt, 2013; Greco, 2020; Heritage, 2013; Hoftvedt, 1991; Maynard, 1991; Montalt y García-Izquierdo,

2016; Pilnick y Dingwall, 2011; Surbone y Lowenstein, 2003), en las que los pacientes, en la mayoría de las ocasiones, están en condiciones de inferioridad y ocupan una posición vulnerable. Las asimetrías no pueden pasar desapercibidas para el profesional de la traducción, de ahí la importancia de abrir la mirada más allá del texto o la interacción oral en sí y considerar los contextos y, muy especialmente, los participantes y sus circunstancias. La siguiente reflexión de Inghilleri (2009: 20) se refiere precisamente a estas asimetrías y a los dilemas éticos a que dan lugar:

> Although the primary duty of interpreters and translators to remain impartial is intended to protect the rights of all parties, there are circumstances when interpreters must weigh the rights of one individual against another to ensure that the objectives of all participants are given equal or adequate space within the interaction. The ability to balance one ethical obligation against another requires moments of genuine ethical insight.

La autora contrapone el principio deontológico de imparcialidad a las circunstancias concretas que entrañan desigualdades y asimetrías entre los participantes del acto de comunicación. A menudo, los códigos deontológicos resultan demasiado abstractos y no son suficientemente operativos para resolver situaciones concretas en las que se requiere una visión ética auténtica (Inghilleri, 2009: 20) para la que muchos profesionales no han sido académicamente preparados, en especial, en el ámbito de la traducción escrita o multimodal. Incluso en el ámbito de la formación de intérpretes, donde la ética está mucho más presente, el alto grado de abstracción de los códigos deontológicos hace imposible cubrir en el aula la inmensa variedad de situaciones que plantean problemas éticos en la práctica profesional (Pena-Díaz, 2018).

Cuando los traductores median entre pacientes y personal sanitario, a menudo surgen preguntas que van más allá de la equivalencia semántica y la precisión conceptual y nos sitúan en el desafiante terreno de la ética: ¿Qué debo hacer ante determinado tipo de relación interpersonal? ¿Ha de primar la intención/autoridad del autor del texto de partida o las necesidades del lector meta? ¿Cómo he de responder como traductor ante una calidad deficiente del texto de partida que afecta negativamente al receptor? ¿En qué grado he de intervenir para facilitar la comprensión y promover la empatía? ¿Cómo me he de posicionar frente a una situación comunicativa asimétrica como es la relación paciente-médico? ¿A qué necesidades y expectativas debería responder? ¿A las del profesional sanitario? ¿A las de la institución? ¿A las del paciente? ¿Por qué principios o valores éticos me debería guiar para tomar decisiones en el texto meta? ¿Por los códigos deontológicos propios de la traducción? ¿Por mis convicciones personales sobre lo que debería ser la atención sanitaria y el trato a los pacientes? ¿Por los derechos de los pacientes en una institución determinada? ¿Por las guías de buenas prácticas o legislación al respecto, en caso de existir? ¿Por las posibles consecuencias que pueda tener traducir de una manera o de otra?

Este tipo de preguntas prácticas van más allá de lo lingüístico pero las respuestas a estas se articulan a través del lenguaje en el texto meta. Además, presuponen un actor humano, el traductor, con la agentividad suficiente como para tomar decisiones concretas y situarnos en la dimensión ética de la traducción. Hasta tal punto la ética está imbricada en la actividad traductora que Hutchings (2021: 341) afirma: «Rather than merely possessing a supplementary 'ethical dimension', translation emerges in this light as fundamentally entwined with ethics».

Esta dimensión ética inherente a la traducción tiene su reflejo en la traductología. Para Koskinen y Pokorn (2021: 3), «Within Translation Studies, ethics is the subfield that aims to understand what is good and bad, right and wrong in *translatorial* praxis». Este capítulo se enmarca en la traductología y pretende acotar algunas de las circunstancias que confluyen en la humanización de la comunicación y la traducción centradas en los pacientes y que tienen tanto motivaciones como repercusiones éticas. En el ámbito educativo, este objetivo puede contribuir al desarrollo de una competencia ética que facilite una comunicación y traducción más humanizadas.

7.2 LA HUMANIZACIÓN DE LA ATENCIÓN SANITARIA

La humanización y su antónimo, la deshumanización, son conceptos éticos complejos que pueden abordarse y definirse desde múltiples perspectivas. Puesto que se trata de conceptos fundamentales en la atención sanitaria, nos detendremos brevemente para captar lo fundamental en ellos, pero sin ninguna pretensión de exhaustividad.

A diferencia de otros tipos de relaciones humanas, la relación sanitaria es una relación de ayuda y de confianza basada en los cuidados y, por lo tanto, es de esperar que sea humana y humanitaria, en el sentido de bondadosa, compasiva y beneficiosa. Sin embargo, la creciente tecnificación de la asistencia sanitaria, la prioridad por la búsqueda de la eficiencia y el control de los costes, la presión asistencial, la masificación o la falta de tiempo pueden llevar a un trato inadecuado e impersonal a la persona enferma (Gutiérrez Fernández, 2017; Rueda Castro *et al.*, 2018). Podría añadirse a esta lista de causas la falta de formación en competencias comunicativas y culturales de los profesionales sanitarios. En cualquier caso, en la actualidad es posible encontrar situaciones en que un tratamiento médicamente eficaz coexista con un trato personal deshumanizado.

La deshumanización del trato puede darse en ambos sentidos (del médico al paciente y del paciente al médico) y en distintos grados, desde la falta de cortesía y escucha activa por parte del médico en la consulta o el trato al paciente no como persona sino como un simple «caso» o «número», hasta la práctica del consentimiento informado éticamente inválida o la discriminación y exclusión por motivos lingüísticos, culturales, étnicos o económicos. También puede desarrollarse en múltiples contextos, pero algunos son más propensos a que ocurra, como la salud reproductiva (en la actualidad, temas como la violencia obstétrica o la deshumanización del parto están en el debate público) o la atención geriátrica, en la que la vulnerabilidad, dependencia e indefensión de los pacientes se ven aumentadas por la edad.

La unidad de cuidados intensivos (UCI) es otro contexto de alta dependencia y relación dispar entre el paciente y el profesional sanitario, donde la tecnociencia desempeña una función preponderante. Según Rodríguez Suárez y Prieto Martínez (2021: 107) el paciente es «arrollado por una serie de técnicas que lo acabarán escondiendo detrás de los monitores y demás arsenal tecnológico propio de la unidad», todo lo cual crea un contexto susceptible de procesos de deshumanización.

En el extremo opuesto encontramos la atención paliativa en procesos de final de vida. Cuando la biomedicina y la tecnociencia ya han agotado sus capacidades y no es posible la curación ni la cronificación de la enfermedad, el camino que le queda por recorrer al paciente terminal se orienta a mejorar la calidad de vida, a aliviar el sufrimiento físico y emocional y a recibir un apoyo integral y una muerte digna. En este contexto, la comunicación cobra una importancia central para poder brindar una atención de final de vida empática, respetuosa y centrada en la persona. Maestre (2013) argumenta que la atención sanitaria que llevan a cabo los equipos de cuidados paliativos es un buen modelo para extrapolar a todas las áreas asistenciales con ánimo de humanizarlas. También puede ser un modelo inspirador para el estudio del lenguaje y la comunicación, en particular, la atención domiciliaria por su contextualización en el entorno más íntimo y familiar del paciente, fuera del marco (físico) institucional del hospital.

Desde una perspectiva bioética, Rueda Castro *et al.* (2018: 4-5) centran en el lenguaje y la comunicación su intento de acotar y definir el concepto de *humanización*: «[…] el principio de toda humanidad es la palabra, la condición de sujetos que se comunican, que usan un sistema complejo de signos y señales que tienen sentido y pueden ser interpretados». Humanizar es, pues, tratar al otro dentro del circuito de la comunicación.

Afirman los autores que la sustitución de la palabra por la tecnología, por el silencio o por la indiferencia en el acto médico ha obrado en detrimento del vínculo paciente-médico. Se ven reducidos, cada vez más, los momentos de intersubjetividad, de encuentro y vinculación; van desapareciendo las variables sociopsicoantropológicas que tradicionalmente han definido el contexto de análisis de la enfermedad. Asistimos a un cambio epistemológico que debe pensarse críticamente: el juicio clínico (una combinación del saber científico, la experiencia y la relación interpersonal) en gran medida ha sido suplantado por la tecnología (Rueda Castro *et al.*, 2018). La reciente eclosión de la inteligencia artificial (IA) empieza a penetrar en diversas esferas de la biomedicina y la atención sanitaria con resultados imprevisibles.

Para definir lo posthumano, Cronin (2021) opta, precisamente, por definir lo humano en relación con los avances tecnológicos. Para ello, cita el informe del McKinsey Global Institute de 2017 para apuntar que el ser humano solo supera a la IA en lo que él denomina el ámbito de «la comprensión del lenguaje natural». La IA es muy hábil a la hora de reconocer patrones a partir de cantidades ingentes de datos, pero en el ámbito del razonamiento social y de los comportamientos emocionalmente adecuados el ser humano es superior a la IA.

Lo humano definido en contraste con lo tecnológico estaría constituido, pues, por los ámbitos y tareas en los que el ser humano sigue siendo superior a la máquina y los atributos que caracterizan a esos ámbitos y tareas, entre los que destaco los cuidados y la empatía por su relación con la comunicación y la traducción centrada en los pacientes. De ahí que Cronin (2021: 287) señale «the need for greater focus on those areas of translation activity which are engaged with 'caring, sharing, understanding, creating, empathizing, innovating and managing people who are actually in the same room' (Baldwin, 2019: 13)». La comunicación entre pacientes y profesionales en contextos médico-sanitarios sería, pues, una de esas áreas de interés en las que la agentividad humana sigue siendo fundamental e insustituible para la humanización del trato.

7.2.1 El paciente como centro de atención

Históricamente, ha predominado la comunicación centrada en el médico, en la que primaban las prioridades y los discursos de los profesionales de la medicina y los pacientes desempeñaban un papel pasivo (la etimología de la palabra *paciente* refleja este rol). Además, en tiempos más recientes, el lenguaje y la comunicación en la atención sanitaria a menudo han estado relegados a un segundo plano, eclipsados por los procedimientos clínicos y sus tecnologías, así como por los avances biomédicos. Es cierto que los pacientes han ganado protagonismo en la medicina basada en la evidencia, en la medicina traslacional y, sobre todo, en la medicina personalizada. Ahora bien, la mayor centralidad de los pacientes desde un punto de vista biomédico y clínico no se ha visto reflejada necesariamente en una mayor centralidad comunicativa. En estos desarrollos científicos recientes, los pacientes se ven predominantemente a través de una lente biomédica en la que los aspectos sociales, culturales, lingüísticos y psicológicos de la atención sanitaria a menudo quedan relegados a un segundo plano, si no están totalmente ignorados.

Sin embargo, en las últimas décadas surge y cobra impulso la atención centrada en el paciente (Constand *et al.*, 2014; Epstein y Street, 2011; Langberg *et al.*, 2019; Little *et al.*, 2001; Mead y Bower, 2000) en la que se pone de relieve la importancia del lenguaje y la comunicación para fomentar relaciones sanitarias realmente significativas y humanizadas. Este nuevo paradigma toma sus conceptos fundamentales de la comunicación centrada en la persona desarrollada por Rogers (1946; 1980) y del modelo biopsicosocial de Engel (1977; 1981). El objetivo central de estas teorías es promover interacciones y relaciones humanas auténticas y empáticas en las que el bienestar emocional, la comprensión mutua y el respeto hacia las particularidades (sociales, psicológicas, culturales, lingüísticas, etc.) de cada persona constituyen los cimientos de la atención sanitaria. En último término, el afán por poner al paciente en el centro de atención hunde sus raíces en los principios de la ética médica, donde el concepto de autodeterminación o autonomía personal, es decir, la capacidad de pensar, decidir y actuar por uno mismo, es primordial.

La atención sanitaria centrada en el paciente ha servido para redefinir las relaciones entre pacientes y sanitarios en muchos ámbitos de la actividad clínica. En particular, ha servido para desarrollar modelos de consulta médica que incorporen una nueva visión del paciente y su rol en su interacción con el médico. Por ejemplo, Shah *et al.* (2020; 2021) proponen un modelo que pretende equilibrar la dimensión biomédica y la humanística de la consulta. Además de las habilidades clínicas, la práctica basada en la evidencia y las habilidades de comunicación estándar, se necesita una cuarta área (que los autores denominan «la ventana hermenéutica») para comprender el contexto personal y la subjetividad del paciente, y saber interpretar los verdaderos significados que este construye.

La atención centrada en el paciente también ha servido para redefinir la comunicación y resituarla en el rol principal que le corresponde. ¿Qué implica en lo que atañe a la traducción y los traductores?

7.2.2 Consecuencias para la comunicación y la traducción

Implica, en primer lugar, que se reconoce la importancia central de la lengua materna del paciente (García-Izquierdo y Montalt, 2022; Hemberg y Sved, 2021), ya que es la lengua en la que mejor puede expresar su subjetividad y su experiencia de la salud y la enfermedad. También se reconoce la necesidad de facilitar la comunicación en ella, ya sea directamente o con la mediación de traductores (Montalt, *et al.*, 2025).

En segundo lugar, significa que el registro utilizado con los pacientes es adecuado y les permite comprender la información que reciben y entrar en el circuito de la comunicación. La comprensibilidad de los textos dirigidos a los pacientes en distintas especialidades médicas ha sido objeto de numerosas investigaciones y se han demostrado los efectos beneficiosos sobre la salud de los pacientes cuando los textos son comprensibles: adherencia al tratamiento, evitación de ansiedad innecesaria, confianza en los profesionales, corresponsabilidad en el proceso terapéutico, bienestar emocional, satisfacción con el sistema sanitario, etcétera. Cuando no lo son, se producen las contrarias, ampliamente evidenciadas en multitud de estudios empíricos fácilmente localizables en la base de datos Pubmed.

En tercer lugar, implica que se utiliza un lenguaje empático que tiene en cuenta la vulnerabilidad de los pacientes y que se alinee emocionalmente con ellos. El lenguaje empático se basa en una escucha activa (*in situ* o a distancia) capaz de responder adecuadamente a las preocupaciones de los pacientes y, en la medida de lo posible, minimizar la angustia que en muchos casos domina las emociones. No se trata de ocultar la verdad, sino de utilizar un tono tranquilizador que transmita confianza, apoyo y esperanza, incluso cuando se comunican malas noticias o en contextos de cuidados paliativos. El lenguaje empático también es inclusivo, es decir, respeta y promueve la diversidad de los pacientes en términos de género, edad, discapacidad, etnia, cultura o religión, y evita la estigmatización relativa a estos y otros parámetros.

Por último, significa que los pacientes tienen acceso a la información y pueden participar en la comunicación en el modo, medio o canal adecuado para ellos, de manera que nadie se quede al margen por motivos de diversidad física, sensorial o cognitiva; ubicación geográfica; acceso a la tecnología, etcétera. Gracias a las posibilidades que ofrece la comunicación multimodal y a un uso adecuado de ellas, se puede garantizar la equidad e inclusión de todos los pacientes.

En las sociedades multilingües y multiculturales, la traducción centrada en los pacientes (TCP) (Montalt, 2017; Montalt *et al.*, 2025) se orienta éticamente a lograr la plena comprensibilidad y empatía de los textos meta en su lengua materna. En la TCP el traductor interviene en cualquier nivel del texto (terminología, fraseología, registro, estilo, estructura, elementos no verbales, etc.) y lo modifica en grados variables con el fin de hacer el texto meta plenamente comprensible y empático sin alterar el contenido médico de este. Una traducción comprensible y empática puede reducir la ansiedad del paciente, aumentar su disposición a seguir las recomendaciones médicas y facilitar una comunicación más abierta y honesta. La TCP evita un lenguaje que estigmatice a determinadas minorías o que identifique la persona con la enfermedad. Finalmente, la TCP tiene en cuenta tanto a los pacientes individuales como a subgrupos de pacientes bien definidos, considerando sus bagajes educativos, situaciones clínicas, necesidades y preferencias específicas en la presentación de la información (escrita, oral, audiovisual) y en la articulación de la comunicación en los medios, formatos y canales adecuados (multimodalidad).

7.3 LAS DIMENSIONES ÉTICAS QUE CONFLUYEN EN LA TRADUCCIÓN MÉDICO-SANITARIA

Existen diversas dimensiones éticas en cualquier tipo de traducción, que Chesterman (2021: 15) resume en cuatro conceptos fundamentales:

> […] an ethics of representation foregrounds the value of being true to the source, and hence fidelity; an ethics of service values loyalty to the client; a norm-based ethics highlights predictability and hence trustworthiness; and an ethics of communication at reaching understanding.

A diferencia de cualquier otro tipo de traducción, la traducción médico-sanitaria se caracteriza por la presencia y función de la ética médica (Angelelli, 2019; Montalt, 2022) y su confluencia e interacción con la ética deontológica («norm-based ethics», en terminología de Chesterman (2001)) propia de las profesiones de la traducción (representada mayormente en los códigos deontológicos de las asociaciones profesionales), y con las otras tres dimensiones que señala Chesterman, además de la ética personal.

Con *ética médica* me refiero al complejo entramado de valores que subyace en, y regula, la orientación ética y la toma de decisiones en las múltiples esferas de actividad propias de la medicina, desde la investigación biomédica hasta la atención sanitaria y la salud pública. Este entramado ético tiene una larga historia que se refleja, en su parte más codificada, en el juramento hipocrático, pero no se limita a él. La imbricación de la ética médica en la comunicación y traducción médico-sanitarias puede verse en una multitud de aspectos: desde el rol comunicativo que se le otorga al paciente en la consulta, la comprensión de sus narrativas, la toma de decisiones informadas o la comunicación de malas noticias hasta el trato con pacientes con diversidad cognitiva que requieren de determinadas soluciones que faciliten la interacción durante el proceso terapéutico.

7.3.1 Ética deontológica

Inspirado por el juramento hipocrático, y más recientemente por el juramento arquimediano de los ingenieros, Chesterman (2001: 153) propone un juramento jeronimiano para los traductores que contiene nueve puntos y que sintetiza los principios (también llamados obligaciones, normas o reglas) fundamentales de los códigos deontológicos promovidos por las asociaciones profesionales. Quisiera destacar los que guardan una relación más directa con el tema de este capítulo para apuntar que la ética deontológica, aun siendo abstracta por su carácter normativo, tiene aspectos que dan cabida a una traducción centrada en los pacientes, en particular, los codificados en los puntos tercero, cuarto y quinto.

El tercer punto se refiere a la comprensión y establece lo siguiente: «I will use my expertise to maximize communication and minimize misunderstanding across language barriers» (Chesterman, 2001). La traducción que maximice la comunicación y la comprensibilidad es un aspecto fundamental en la ética de quien traduce para pacientes, sobre todo si tenemos en cuenta las carencias comunicativas y lingüísticas de muchos sistemas y profesionales sanitarios. Y más aún si consideramos las posibles consecuencias médicas de la falta de comprensión.

El cuarto se centra en la noción de verdad y coherencia de contenido: «I swear that my translations will not represent their source texts in an unfair way» (Chesterman, 2001). El contenido médico de los textos e interacciones objeto de traducción es un aspecto clave ya que la precisión conceptual y el rigor con el que se trata afecta a los resultados sobre la salud de los pacientes.

El quinto incide sobre la claridad y accesibilidad de la información: «I will respect my readers by trying to make my translation as accessible as posible, according to the conditions of each translation task» (Chesterman, 2001). El respeto a los pacientes tiene muchos aspectos. El trato empático y el acceso a la información y a la comunicación son algunos de ellos. En poblaciones lingüística, cultural, demográfica y funcionalmente diversas, esta cuestión plantea muchos retos: desde facilitar el acceso a grupos de pacientes que, por edad, necesitan un lenguaje adaptado (pacientes infantiles, pacientes de avanzada edad, etc.), hasta grupos de pacientes que, por diversidad funcional relativa, por ejemplo, a la visión o a la audición, necesitan soluciones alternativas, como la audiodescripción o la subtitulación.

7.3.2 Los dilemas éticos

Los principios deontológicos nos proporcionan un marco útil y necesario, pero la aplicación de estos en casos concretos puede ser problemática y dar lugar a dilemas. Los dilemas éticos a los que se enfrenta el traductor o intérprete son muy variables y pueden ir desde la decisión de traducir o no un texto determinado, o el grado y naturaleza de la lealtad al texto de partida (más o menos domesticante o extranjerizante, en terminología de Venuti (1998)) hasta las implicaciones políticas de determinadas decisiones de traducción en los niveles léxico, sintáctico y estilístico (Hutchings, 2021).

Un dilema ético es una situación en la que es necesario elegir entre dos o más opciones igualmente justificables y cuya solución final tiene un mayor o menor efecto en las relaciones interpersonales. Pensemos en un ejemplo real: un editorial sobre salud pública en el contexto de la COVID-19 («Sex workers must not be forgotten in the COVID-19 response», de Platt *et al.* (2020), publicado en *The Lancet*) en el que se habla de «sex workers» como grupo vulnerable. En el proceso de traducción del inglés al español surgen una serie de dudas que se pueden ejemplificar en las siguientes preguntas relativas a las opciones de traducción: ¿«trabajadoras del sexo»? ¿«trabajadores del sexo»? ¿«trabajadoras y trabajadores del sexo»? ¿«personas prostituidas»? ¿«víctimas de la explotación sexual»? La interpretación del sentido de «sex workers» y la orientación ideológica del texto meta dependen del posicionamiento ético del profesional de la traducción. En esta toma de decisiones confluyen diversas dimensiones: la ética deontológica profesional, la ética médica, en este caso, de la salud pública, y la ética de la responsabilidad social, además de la ética personal.

Se podría argumentar que el traductor, siguiendo los códigos deontológicos de su profesión, ha de ser imparcial y optar por «trabajadoras y trabajadores del sexo», por muy en desacuerdo que esté con esta forma de conceptualizar esa realidad tan compleja y socialmente debatida. También se podría argumentar que, desde la responsabilidad social, el traductor ha de tomar cartas en el asunto y hacer visible en el texto meta una injusticia (partiendo de la premisa de que la mayoría del «trabajo sexual» es explotación y de que la vulnerabilidad tiene sus raíces en la injusticia) mediante una traducción que incida sobre ella: «víctimas de la explotación sexual». Paradójicamente, podría argumentarse que esta última opción de traducción más comprometida con la justicia social puede estar blanqueando el discurso de *The Lancet* en el texto de partida en el sentido de orientarlo ideológicamente hacia un discurso socialmente más justo.

Por motivos de espacio, no abundaré en otras opciones de traducción y en los argumentos éticos que las sustentan. La cuestión es que el dilema ético siempre implica una tensión moral entre dos o más alternativas. Por lo tanto, la ética es incierta y, como afirma Derrida (2003: 31-32), empieza cuando no se sabe qué hacer, cuando hay una brecha entre el conocimiento y la acción, y hay que asumir la responsabilidad de inventar la nueva regla que todavía no existe. Una ética con garantías absolutas no es una ética; la ética es peligrosa. Entramos en la dimensión ética cuando no es posible aplicar un conjunto de reglas y necesitamos dar pasos en situaciones inherentemente ambivalentes en las que cualquier decisión puede considerarse ética desde una perspectiva y no ética desde otra (Derrida y Dufourmantelle, 1997).

Los códigos deontológicos aspiran a un mundo ideal, pero los dilemas éticos nacen y existen en la complejidad de la vida real (Koskinen y Pokorn, 2021), que es donde actúa el traductor. «Because translatorial activities are by definition located in an intersection, in transit areas between entities, and they involve more than one language, culture, readership and interlocutor, they are ripe with bigger and smaller ethical dilemmas [...]» (Koskinen y Pokorn, 2021: 4).

7.3.3 Ética consecuencialista

En el ámbito de la medicina existen dos grandes escuelas de teoría ética: el consecuencialismo y el no consecuencialismo (Savulescu y Wilkinson, 2019). El primero es una teoría de la acción correcta según la cual el acto correcto es aquel que desencadena las mejores consecuencias. Por su parte, en el no consecuencialismo, lo correcto de una acción no viene determinado únicamente por sus consecuencias y tiene su formulación más conocida en la deontología, que, como acabamos de ver (3.1), sostiene que uno tiene el deber absoluto de obedecer ciertas reglas.

En comunicación, los participantes gestionan el significado e interactúan estratégicamente para influir sobre los resultados (Sigman, 2013). Así pues, y según el consecuencialismo, el valor ético de un acto comunicativo viene determinado no tanto por el propio acto o las motivaciones e intenciones que lo sustentan como por sus resultados o consecuencias, como el efecto en las relaciones entre los participantes, la confianza que genera entre ellos o la capacidad que les otorga para expresar su subjetividad y compartir sus respectivos puntos de vista, entre otros.

En línea con lo anterior, una traducción se juzga por las consecuencias reales que produce en los lectores meta, más que por la estricta fidelidad al texto de partida o a las intenciones del autor original. El consecuencialismo, si bien guarda cierta semejanza con el funcionalismo y la teoría del *skopos* (Nord, 1997), va mucho más allá de estas, más centradas en la función como categoría textual abstracta y no tanto en las consecuencias como realidad tangible individual y social que altera las relaciones interpersonales.

Una de las características que diferencia la traducción médico-sanitaria de otros tipos de traducción es que las posibles consecuencias de los textos afectan a la salud (física, emocional, social, etc.) de los pacientes, en sentido positivo o negativo, según las decisiones que se tomen al respecto. También afectan a la práctica de los profesionales de la salud y al funcionamiento de los sistemas sanitarios. Esta importancia central de las consecuencias relativas a la salud de las personas tiene (potencialmente) una gran fuerza ética en la toma de decisiones de traducción. De ahí la necesidad de una ética consecuencialista (centrada en los resultados) que sustente la praxis de los traductores médico-sanitarios, en combinación con una ética deontológica (centrada en los principios) que sirva como marco general de la profesión.

7.3.4 Responsabilidad social

Las perspectivas éticas basadas en la responsabilidad social permiten ir más allá de las motivaciones estrictamente profesionales y abordar cuestiones relativas a cómo los traductores pueden contribuir a un propósito ético más amplio de mejorar la vida en sociedad (ética comunitaria). Es precisamente el planteamiento de Drugan y Tipton (2017) en «Translation, Ethics and Social Responsibility», donde sostienen que es necesario que el enfoque se desplace hacia fuera, más allá de los propios proveedores de traducción o de la traductología como disciplina académica.

Según estos autores, los discursos basados en la responsabilidad social sitúan a los traductores e intérpretes como agentes que no solo buscan cuestionar el orden político y social, sino que contribuyen a la participación en el cambio social. Uno de los problemas fundamentales de este planteamiento es que lo que constituye una acción socialmente responsable para una persona puede resultar no serlo para otra, o incluso puede resultar irresponsable. Así que no se trata de un concepto ideológicamente neutro y nos obliga a aclarar la responsabilidad de quién, hacia quién y para qué (Drugan y Tipton, 2017: 122). En el caso de la humanización de la atención sanitaria, la responsabilidad de una comunicación centrada en los pacientes no solo es de las instituciones y profesionales sanitarios, sino también de los traductores y otras profesiones que puedan incidir positivamente sobre la comunicación.

En este sentido, en los últimos veinte años se ha producido un alejamiento de los enfoques deontológicos de la ética del traductor en favor de lo que Drugan y Tipton (2017: 122) denominan «[…] differentiated approaches in which the whole communicative situation is brought to bear on decision-making, particularly in relation to dialogue interpreting». La traducción de textos escritos también puede (y debería) beneficiarse de esta apertura ética que plantean los autores. En comunicación sanitaria, muchas de esas situaciones que mencionan los autores se articulan a través de géneros establecidos. Charon (2001) señala el vínculo entre género textual y ética: «Each genre has its own traditions, intentions, methods, and consequences, and each calls for specific ethical guidelines». Esta perspectiva, como veremos a continuación, nos lleva a la noción de género textual —un espacio semiótico intermedio que conecta el texto concreto, la situación comunicativa y sus participantes, y el contexto en que tiene lugar— que puede aportar un nuevo ángulo, complementario a los expuestos, para el estudio de la humanización en comunicación y traducción.

7.4 LA DIMENSIÓN ÉTICA DEL GÉNERO TEXTUAL

Si nos centramos ahora en cómo los pacientes intercambian y reciben información, cómo participan en los procesos de comunicación propios de la atención sanitaria o la salud pública, observamos un amplio abanico de situaciones más o menos rutinizadas que se reflejan en géneros textuales concretos: la consulta médica, el prospecto de medicamento, la campaña de salud pública dirigida al público general, el consentimiento informado, el informe médico, el testamento vital, o la narrativa de paciente, entre otros muchos.

Cada género textual dispone de una configuración ética específica, y más o menos explícita, que establece las prioridades que deben guiar las relaciones morales entre los distintos participantes y conducir el proceso de comunicación hacia su *ethos* (o predisposición para hacer el bien); es decir, hacia su buen fin ético, que en cada caso es diferente (Montalt y González-Davies, 2007; Zethsen y Montalt, 2022). Por ejemplo, las prioridades éticas de un artículo de investigación biomédica son que el método y los datos sean válidos y fiables, y que el experimento se pueda replicar. Por su parte, en un protocolo quirúrgico lo éticamente fundamental es que los procedimientos estén expresados de forma unívoca para que no haya lugar a dudas y evitar de ese modo consecuencias indeseables. En el caso de una ficha técnica de medicamento las prioridades éticas tienen que ver con la prescripción y administración segura de este y con la seguridad del paciente.

En el caso de los géneros textuales de la comunicación centrada en los pacientes, la prioridad ética, por ejemplo, de un prospecto de medicamento es que el paciente lo tome de forma segura y eficaz. Y difiere de la de un consentimiento informado, que es que el paciente pueda decidir de manera informada si concede el consentimiento o no. Por su parte, la de un folleto informativo es que el paciente adquiera conocimientos que le resulten beneficiosos en su proceso terapéutico (Montalt y González-Davies, 2007). Y así con cada uno de los múltiples y variados géneros dirigidos a los pacientes (o en los que son emisores, como las narrativas de pacientes).

En línea con el pensamiento de Bakhtin (2010), cada uno de estos géneros textuales presupone una respuesta en el destinatario (paciente) que le beneficie, e (idealmente) intenta provocarla de la manera más eficaz posible, con los medios (macroestructura, registro, terminología, fraseología, elementos multimodales, etc.) más adecuados. Pongo el acento en «idealmente» porque, debido a las asimetrías que mencionamos al principio, no siempre los géneros dirigidos a los pacientes responden a sus necesidades y expectativas. Las causas de esta falta de respuesta adecuada son variadas, pero hay una que conviene destacar: la incapacidad de muchos profesionales sanitarios de expresarse en un lenguaje comprensible y empático para los pacientes. Una incapacidad que tiene sus raíces principalmente en lo que Pinker (2014) denomina «the curse of knowledge»: un sesgo cognitivo por el que los expertos están atrapados en sus esquemas conceptuales, terminológicos y discursivos propios de la biomedicina, aprendidos a lo largo de muchos años de aprendizaje especializado y de exposición a textos escritos por expertos, lo que les dificulta o imposibilita dirigirse de manera adecuada a personas que, como la mayoría de los pacientes, no tienen su bagaje de conocimientos previos. Además, las carencias en lo que se refiere a la adquisición de habilidades comunicativas en la educación universitaria de los futuros profesionales sanitarios no contribuyen a una comunicación más ética y humanizada. Para ilustrar esta respuesta inadecuada, a continuación nos referiremos brevemente a un género dirigido a pacientes muy utilizado tanto en la atención sanitaria como en la investigación biomédica.

7.4.1 El consentimiento informado

Las relaciones de cuidados, como las que se dan entre pacientes y profesionales, se basan no solo en la beneficencia (uno de los principios fundamentales de la bioética) del segundo hacia el primero sino también en la confianza del primero hacia el segundo. Joffe y Truog (2010) enmarcan este tipo de relación interpersonal, y concretamente el consentimiento informado, en las relaciones fiduciarias: en el caso que nos ocupa, el profesional sanitario es el fiduciario en tanto que actúa en beneficio del paciente. El paciente deposita su confianza en el profesional porque parte de la premisa de que siempre actuará en su beneficio, lo cual no exime que el paciente no sea autónomo y no haya de ejercer sus derechos para tomar decisiones que conciernen a su salud, bienestar y vida.

Históricamente, el abuso de confianza y de poder ha sido causa de injusticias en nombre de la ciencia y la medicina contra los más vulnerables. Un caso paradigmático son los experimentos médicos nazis en los campos de concentración, llevados a cabo sin el consentimiento de las víctimas. Durante los juicios de Núremberg, se establecieron principios éticos fundamentales en el Código de Núremberg (1947). En él se determina que el consentimiento voluntario del sujeto humano es absolutamente esencial en cualquier experimento médico (Weindling, 2001). En la actualidad, el consentimiento es una práctica ética fundamental porque es la manera en que un paciente ejerce la prerrogativa de tomar el control de su vida (Joffe y Truog, 2010) y de autorizar voluntaria y autónomamente a un profesional a que le practique una intervención o le administre un tratamiento.

Desde un punto de vista comunicativo, el género consentimiento informado es multimodal ya que está constituido por un documento escrito genérico con una macroestructura prototípica y por un diálogo paciente-médico individualizado en el que el primero plantea sus dudas médicas e inquietudes personales, y el segundo ofrece las aclaraciones correspondientes. Este diálogo es el que conduce finalmente a la decisión del paciente en un sentido (consentir) u en otro (declinar).

Una condición ética fundamental del consentimiento informado es que el paciente no solo reciba la información relevante (propósito de la intervención o tratamiento, procedimiento, riesgos, beneficios, alternativas, etc.) en cada caso, sino también que esa información sea comprensible, algo que, en contextos multilingües y multiculturales, concierne directamente a los traductores. Es más, el consentimiento informado éticamente válido exige la comprobación por parte del médico de que el paciente ha entendido la información. Kleinig (2010: 16) abunda en la idea de que la información ha de ser presentada «[...] in adequate detail and in a language that is familiar to the patient», de manera que un paciente desinformado, malinformado o que no haya sido informado en una lengua (la materna) y en un lenguaje que entienda perfectamente no puede autorizar al médico de una forma éticamente válida.

El dilema ético surge cuando el texto de partida (oral o escrito) es parcial o totalmente incomprensible (García-izquierdo y Bellés, 2024) para el paciente porque está expresado en un registro demasiado técnico y abstracto (Montalt, 2022). Pérez Estevan (2018) ha estudiado el rol de los intérpretes en el proceso de consentimiento informado en casos en que no existía una traducción escrita de este. La autora indica que, gracias a la mediación de los intérpretes, los pacientes extranjeros que requieren sus servicios están en ventaja respecto a los pacientes no extranjeros que no los requieren ya que los intérpretes, ante las asimetrías que observan, se posicionan para facilitar la comprensión del consentimiento informado por parte de los pacientes.

De lo expuesto hasta ahora, se podría extraer que, si el traductor capta las asimetrías inherentes a este género, abre el campo de visión y combina la ética deontológica con otras de naturaleza consecuencialista y de responsabilidad social, puede razonar que lo éticamente prioritario es que el paciente meta tome una decisión realmente informada, y ello depende de un texto meta realmente comprensible.

7.5 CONCLUSIONES

Más allá de los códigos deontológicos profesionales existen otras formas de razonar éticamente y tomar decisiones en el proceso de traducción, concretamente un consecuencialismo que incluya una ética deontológica (sobre todo en lo relativo a la ética de la representación y a la ética de la comunicación) y que tenga en cuenta las prioridades éticas de cada género textual (y también las posibles discrepancias entre el *ethos* del género en cuestión y su realización concreta en un texto dado). Considero que este sería el razonamiento ético coherente de la TCP: el traductor parte de los códigos deontológicos como marco inicial, pero incorpora el consecuencialismo y la responsabilidad social, así como la configuración ética del género textual en cuestión.

Es importante insistir en que no todos los géneros (orales, escritos o multimodales) dirigidos a los pacientes se materializan en textos realmente «centrados en los pacientes», es decir, realmente comprensibles, empáticos y accesibles para el paciente. De ahí que uno de los principales dilemas al que puede enfrentarse el traductor o intérprete en contextos médico-sanitarios es actuar de un modo centrado en el paciente en casos en los que el personal sanitario en la lengua y cultura de partida no lo hace.

La intervención humanizadora de los traductores es necesaria y positiva, pero en ocasiones podría *blanquear* discursos de partida que no están centrados en el paciente; es decir, podría suavizar o atenuar mensajes que originalmente son insensibles y no alineados con la atención centradas en los pacientes y de ese modo perpetuar prácticas comunicativas no adecuadas en el contexto de partida. El cambio en el lenguaje es necesario, pero no suficiente, para la humanización del trato a los pacientes. Para que realmente sea efectivo, debe ir acompañado de políticas y acciones concretas que transformen la realidad sanitaria.

Sin embargo, aunque una comunicación y traducción centradas en los pacientes no solucionan por sí solas los problemas estructurales, sí que contribuyen a modificar las percepciones sociales y a generar consciencia sobre la deshumanización. En este sentido, la comunicación y la traducción centradas en los pacientes pueden aportar conceptos, métodos y recursos que contribuyan a los cambios estructurales, entre ellos la educación de los futuros profesionales sanitarios y el empoderamiento y alfabetismo en salud de los pacientes.

Más investigación en la dimensión ética de los géneros textuales, en particular, de los géneros que implican a los pacientes, desde la premisa de que a menudo se materializan en formas textuales, registros, estilos, etcétera, que no están verdaderamente *centrados en los pacientes* sería útil para entender mejor los roles actuales y los roles deseables de los traductores.

También es necesario incorporar la ética a la educación universitaria de los futuros profesionales de la traducción. El razonamiento ético es un aspecto fundamental para una buena praxis (eficaz) y una praxis buena (ética) de la traducción centrada en los pacientes. Además, el razonamiento ético y sus efectos en la toma de decisiones es un reto para el que la IA (todavía) no está preparada, ya que se basa exclusivamente en el análisis cuantitativo de los patrones del lenguaje a partir de una ingente cantidad de datos lingüísticos y no en el análisis ético de casos particulares en los que las especificidades del contexto, los participantes y el género desempeñan una función determinante en la humanización del trato a los pacientes.

REFERENCIAS BIBLIOGRÁFICAS

Angelelli, C. (2019). *Healthcare interpreting explained*. Routledge.

Bakhtin, M. M. (2010). *Speech genres and other late essays*. University of Texas Press.

Bonnin, J. E. (2014). To speak with the other's voice: reducing asymmetry and social distance in professional-client communication. *Journal of Multicultural Discourses*, 9(2), 149-171.

Charon, R. (2001). Narrative Medicine: Form, Function, and Ethics. *Annals of Internal Medicine*, 134, 83-87.

Chesterman, A. (2021). Virtue ethics in translation. En Koskinen, K., y Pokorn, N. K. (eds.), *The Routledge handbook of translation and ethics* (pp. 13-24). Routledge.

Chesterman, A. (2001). Proposal for a hieronymic oath. *The Translator*, 7(2), 139-154.

Constand, M. K., MacDermid, J. C., Dal Bello-Haas, V., y Law, M. (2014). Scoping review of patient-centered care approaches in healthcare. *BMC health services research*, 14, 1-9.

Cronin, M. (2020). Translation and posthumanism. *The Routledge handbook of translation and ethics* (pp. 279-293). Routledge.

Derrida, J. (2003). Following Theory. En M. Payne y J. Schad (eds.), *Life After Theory* (pp. 1-51). Continuum.

Derrida, J., y Dufourmantelle, A. (1997). *De l'hospitalité*. Calmann-Lévy.

Drugan, J., y Tipton, R. (2017). Translation, ethics and social responsibility. *The translator*, 23(2), 119-125.

Engel G. L. (1977). The need for a new medical model: a challenge for biomedicine. *Science*. 196(4286), 129-36.

Engel, G. L. (1981). The clinical application of the biopsychosocial model. *The Journal of medicine and philosophy*, 6(2), 101-124.

Epstein, R. M., y Street, R. L. (2011). The values and value of patient-centered care. *The Annals of Family Medicine*, 9(2), 100-103.

García-Izquierdo, I., y Montalt, V. (2013). Equigeneric and intergeneric translation in patient-centred care. *HERMES-Journal of Language and Communication in Business*, 51, 39-51

García-Izquierdo, I., y Montalt, V. (2022). Cultural competence and the role of the patient's mother tongue: an exploratory study of health professionals' perceptions. *Societies*, 12(2), 53

García-Izquierdo, I., y Bellés. B. (2024). Improving clinical communication: a qualitative study on the informed consent. *Revista de Lingüística y Lenguas Aplicadas*, 19, 71-83.

Greco, C. (2020) Too much information, too little power: the persistence of asymmetries in doctor-patient relationships. *Anthropology Now*, 12(2), 53-60.

Gutiérrez Fernández, R. (2017). La humanización de (en) la atención primaria. *Revista Clínica de Medicina de Familia*, 10(1), 29-38.

Hemberg, J., y Sved, E. (2021). The significance of communication and care in one's mother tongue: patients' views. *Nordic journal of nursing research*, 41(1), 42-53.

Heritage, J. (2013). Asymmetries of knowledge in patient-provider encounters: three studies adopting conversation analysis. *Patient education and counseling*, 92(1), 1-2.

Hoftvedt, B. O. (1991). Asymmetry in doctor-patient communication. Scandinavian Journal of Primary Health Care, 9(2), 65-6.

Hutchings, S. (2021). Translation and the ethics of diversity: editor's introduction. *The Translator*, 27(4), 339-350.

Inghilleri, M. (2009). Interpreting Justice in the Fog of War, *The Linguist*, 48(4), 20-21.

Joffe, S., y Truog, R. D. (2010). Consent to medical care: the importance of fiduciary context. *The ethics of consent: theory and practice*, 347(7), 347-374.

Kleinig, J. (2010). The Nature of Consent. En Miller, F. G., y Wertheimer, A. (eds.), *The Ethics of Consent: Theory and Practice* (pp. 3-24). Oxford University Press.

Koskinen, K., y Pokorn, N. K. (eds.). (2021). *The Routledge handbook of translation and ethics*. Routledge.

Langberg, E. M., Dyhr, L., y Davidsen, A. S. (2019). Development of the concept of patient-centredness-A systematic review. *Patient education and counseling*, 102(7), 1228-1236.

Little, P., Everitt, H., Williamson, I., Warner, G., Moore, M., Gould, C., y Payne, S. (2001). Preferences of patients for patient centred approach to consultation in primary care: observational study. *British Medical Journal*, 322(7284), 468.

Maestre, B. R. (2013). Para la humanización de la atención sanitaria: los cuidados paliativos como modelo. *Medicina Paliativa*, 20(1), 19-25.

Maynard, D. W. (1991). Interaction and asymmetry in clinical discourse. *American journal of sociology*, 97(2), 448-495.

Mead, N., y Bower, P. (2000). Patient-centredness: a conceptual framework and review of the empirical literature. *Social science & medicine*, 51(7), 1087-1110.

Montalt, V. (2017). Patient-centred translation and emerging trends in medicine and healthcare. *The EST Newsletter. Hot topics in translation studies: Medical translation and interpreting*, 10-11.

Montalt, V. (2022). Ethical Considerations in the Translation of Health Genres in Crisis Communication. En S. O'Brien y F. Federici (eds.), *Translating Crises* (pp. 1-17) Bloomsbury.

Montalt, V., y García-Izquierdo, I. (2016). Exploring the link between the oral and the written in patient-doctor communication. En Ordóñez-López, P., y Edo-Marzá, N. (eds.) *Medical Discourse in Professional, Academic and Popular Settings* (pp. 103-124). Multilingual Matters.

Montalt, V., García-Izquierdo, I., y Muñoz-Miquel, A. (2025). *Patient-Centred Translation and Communication*. Routledge.

Montalt, V., y González-Davies, M. (2007). *Medical translation step by step: Learning by drafting*. St Jerome.

Nord, C. (1997). *Translating as a purposeful activity: Functionalist approaches explained*. Routledge.

Pena-Díaz, C. (2018). Ethics in theory and practice in Spanish healthcare community interpreting. *MonTI - Monografías de Traducción e Interpretación*, 10, 93-115.

Pérez Estevan, E. (2018) La traducción y comunicación del consentimiento informado como medida para garantizar su comprensibilidad. *MonTI - Monografías de Traducción e Interpretación*, 10, 75-91.

Pilnick, A., y Dingwall, R. (2011). On the remarkable persistence of asymmetry in doctor/patient interaction: A critical review. *Social science & medicine*, 72(8), 1374-1382.

Pinker, S. (2014). *The Sense of Style: The Thinking Person's Guide to Writing in the 21st Century*. Penguin Books.

Platt, L., Elmes, J., Stevenson, L., Holt, V., Rolles, S.,y Stuart, R. (2020). Sex workers must not be forgotten in the COVID-19 response. *The Lancet*, 396(10243), 9-11.

Rodríguez Suárez, N., y Prieto Martínez, P. (2021). Rol del lenguaje en la humanización de la salud. *Revista de Bioética y Derecho*, 52, 105-120.

Rogers, C. R. (1946). Significant aspects of client-centered therapy. *American psychologist*, 1(10), 415-422.

Rogers, C. R. (1980). *A way of being*. Houghton Mifflin Harcourt.

Rueda Castro, L., Gubert, I. C., Duro, E. A., Cudeiro, P., Sotomayor, M. A., Benites Estupiñan, E. M., López Dávila, L. M., Farías, G., Torres, F. A., Quiroz Malca, E., y Sorokin, P. (2018). Humanizar la medicina: un desafío conceptual y actitudinal. *Revista Iberoamericana de Bioética*, 8, 1-15.

Savulescu J., y Wilkinson D. (2019) Consequentialism and the law in medicine. En T. C. de Campos, J. Herring y A. M. Phillips (eds.), *Philosophical Foundations of Medical Law*. Oxford University Press.

Shah, R., Clarke, R., Ahluwalia, S., y Launer, J. (2020). Finding meaning in the consultation: introducing the hermeneutic window. *British Journal of General Practice*, 70(699), 502-503.

Shah, R., Clarke, R., Ahluwalia, S., y Launer, J. (2021). Finding meaning in the consultation: working in the hermeneutic window. *British Journal of General Practice*, 71(707), 282-283.

Sigman, S. J. (2013). *The consequentiality of communication*. Routledge.

Surbone, A., y Lowenstein, J. (2003). Exploring asymmetry in the relationship between patients and physicians. *The Journal of Clinical Ethics*, 14(3), 183-188.

Venuti, L. (1998). *The Scandal of Translation: Towards an Ethics of Difference*. Routlege.

Weindling, P. (2001). The Origins of Informed Consent: The International Scientific Commission on Medical War Crimes, and the Nuremberg Code. *Bulletin of the History of Medicine* 75(1), 37-71.

Zethsen, K. K., y Montalt, V. (2022). Translating medical texts. En Malmkjær, K. (ed.), *The Cambridge Handbook of Translation* (pp. 363-378). Cambridge University Press.

CAPÍTULO 8. POTENTIAL COMMUNICATION BARRIERS AND FACILITATORS BETWEEN INFORMAL CARETAKERS AND THE LOCAL AUTHORITIES

Karen Korning Zethsen
Aarhus University
ORCID: 0000-0003-1677-2796

Victor Korning Zethsen
Aarhus University

ABSTRACT: As part of a larger project which aims at improving communication between informal caretakers and the local authorities, with the ultimate aim of improving the possibility of informal caretakers to increase their support of the receiver of care, this article reports on a study of potential barriers and facilitators to successful communication. The data consists of 15 semi-structured interviews with employees at the local authorities in the city of Aarhus as well as 15 interviews with informal caretakers. A thematic analysis is carried out to identify potential barriers, or the opposite, to successful communication. The results of this first study do not focus on specific examples of communication, but rather the cultural identity of the local authorities compared to that of informal caretakers —how each party views themselves as well as the other party— in order to gain more insights into the contexts in which communication takes place.

KEYWORDS: informal caretakers; elderly; local authorities; communication barriers; communication facilitators.

RESUMEN: Como parte de un proyecto más amplio cuyo objetivo es mejorar la comunicación entre cuidadores informales y autoridades locales, y con el fin último de mejorar la posibilidad de que los cuidadores informales aumenten su apoyo al receptor de los cuidados, este artículo plantea un estudio sobre las posibles barreras y los elementos facilitadores que garantizan el éxito de la comunicación. El análisis se basa en quince entrevistas semiestructuradas con empleados de las autoridades locales de la ciudad de Aarhus, así como quince entrevistas con cuidadores informales, a partir de las cuales se lleva a cabo un análisis temático para identificar las posibles barreras, o por contra, los elementos que facilitan una comunicación satisfactoria. Los resultados de este primer estudio no profundizan en ejemplos concretos de comunicación, sino en la identidad cultural de las autoridades locales y de los cuidadores informales (la forma en que cada parte se ve a sí misma y a la otra), con el fin de obtener más información sobre los contextos en los que tiene lugar la comunicación.

PALABRAS CLAVE: cuidadores informales; personas mayores; autoridades locales; barreras en la comunicación; facilitadores de la comunicación.

8.1 INTRODUCTION

Globally, people live longer. This, coupled with declining fertility rates, means that all western societies are experiencing an increase in the number of elderly citizens with fewer younger people to provide care. Add to this that patients are typically hospitalized for shorter periods than before and live with more age-related chronic illnesses (Ahlström *et al.*, 2022: 1), and it is evident that caring for the elderly is likely to be seen as an increasing societal burden creating pressure on the entire health care sector. The most recent biannual World Population Prospects publication from the United Nations (2022: ii) states among its key messages that the population of older persons is increasing both in numbers and as a share of the total, and that the share of the global population aged 65 years or above is projected to rise from 10 per cent in 2022 to 16 per cent in 2050. Of special importance is the following recommendation:

> Countries with ageing populations should take steps to adapt public programmes to the growing proportion of older persons, including by improving the sustainability of social security and pension systems and by establishing universal health care and long-term care systems.

Countries like Denmark and Sweden, with a Nordic welfare model, have a generally well-functioning system in place, at least compared to many other countries, so the challenge is not the establishment of systems but rather adapting public programs to make them sustainable and able to cope with the new reality both from a financial point of view and the point of view of manpower (Jegermalm, 2006, Skinner *et al.*, 2021). In relation to both aspects, a country like Denmark can no longer afford the level of service its citizens are used to, and this has initiated a debate about the role of informal caretakers, typically next of kin.[1] In Denmark the number of institutional care homes has gone down over the last decades, so home care is more in demand than ever before. Even though Danish politicians have a declared goal of increasing the number of professional home carers, the number for Denmark as a whole has declined over the past five years (Kommunernes og Regionernes Løndatakontor, n.d.), and it is predicted that Denmark will lack as many as 15.000 healthcare professionals (of all kinds, that is) in 12 years (The Danish Minister of Health cited at tv2.dk). Seen from the perspective of the local authorities, who are in charge of caring for the elderly, it has become a necessity that informal caretakers provide more help at the home of elderly citizens. Seen from the perspective of the next of kin, this requirement may be a tiresome burden but also something they find it natural to fulfill. With a view to adapting and adjusting the care for an ageing population, the city of Aarhus aims at finding out how the written communication of the authority can be used to involve and motivate next of kin to a larger extent and increase their responsibilities as informal caretakers at home. Keeping elderly citizens in their homes for as long as possible is an advantage to both the elderly and the authorities, as institutional care in general is more resource demanding than home care and elderly citizens generally prefer to stay in well-known surroundings (Bossen *et al.*, 2012) and may experience more autonomy at home (Heggestad *et al.*, 2021).

As part of a larger project which aims at improving communication between informal caretakers and local authorities, it was decided to investigate how informal caretakers view the local authorities and vice versa. In order to improve communication between the parties, it is considered crucial to gain a deep understanding of the perceived reality of the two groups. This article reports on our qualitative study of potential barriers or facilitators to successful communication between the parties. On the basis of 15 semi-structured interviews with employees at the local authority in the city of Aarhus as well as 15 interviews with informal caretakers (either spouses, other family members or friends and neighbors), the

---

[1] In this article we mostly use the term "informal caretaker", but also the terms "family" or "next-of-kin" when it feels natural. Informal caretakers are indeed very often relatives, but irrespective of the term we use we always intend it to include both family, friends and neighbors.

nature of potential barriers to successful communication or the opposite has been identified. An additional aim of the interviews has been to find out how both the local authorities as well as informal caretakers evaluate the idea of a more patos-centred approach to communication from the local authorities to informal caretakers and those they take care of. Yet, these results will be the subject of a subsequent article. The results of this first study do not focus on specific examples of communication, but rather the cultural identity of the local authority compared to that of informal caretakers —how each party views themselves as well as the other party— in order to gain insights into the context in which communication takes place.

8.2 BACKGROUND

In Denmark, home care is free for all citizens who need it. It is provided by the state via the local authorities and is based on an assessment of the elderly citizen's requirements. Denmark is divided into five large regions which, among other things, take care of hospitals. Yet, it is the local municipalities that are responsible for nursing homes and home care. Such a municipality is Aarhus, the second largest city in Denmark with 362.000 citizens. The city directly employs 5.600 people (calculated in full-time positions) in its healthcare division, the majority of these being home carers (Aarhus Kommune, n.d.). In line with the above, politicians in Aarhus are acutely aware that there is an increased pressure on home care which can be felt both in budgetary terms, but also in the challenges of procuring a sufficient number of what in Denmark is called "warm hands", i.e. professional home carers. It is therefore of utmost importance that alternative ways are found, and one of the much-debated solutions, also nationally in Denmark, is the increased involvement of informal caretakers, often next of kin. To put it directly, it is felt that there is a need that (typically) spouses and children of elderly citizens carry out more chores at home, such as cleaning, cooking, shopping, taking the citizen to the doctor etc., and may even take over responsibility for basic nursing jobs such as dispensing medicine, putting on support stockings, etc. At the same time that Aarhus local authority would like to use the "knowledge, experience and resources" of informal caretakers, it is important to Aarhus that it is done "with respect for the time and life situation of the informal caretakers" (Center for Pårørendesamarbejde, 2023) as the authority acknowledges that it can be overwhelming and stressful to the extent that informal caretakers experience ill health themselves. According to Blanck *et al.* (2021: 2), citing Badr *et al.* (2017) and Berglund *et al.* (2019), informal caretakers seem to have an increased risk of developing depression and are less likely to seek health care for themselves. Criel *et al.* (2014: 849) state that informal caretakers "show increased symptoms of depression, anxiety disorders and psychological stress than their non-caregiving peers or the general population". Furthermore, on the basis of a systematic review, Janson *et al.* (2022: 21) found "statistical associations of informal caregiving with the development of severe stress and adjustment disorders, depression, anxiety, sleep disorders, diseases of the spine and back, pain conditions, and a lower quality of life". Given the continuing increase in informal healthcare, informal caregiving and its potential health effects have thus become a relevant public health issue (Janson *et al.*, 2022: 2). In 2023 a "Centre for cooperation with next-of-kin" (Center for pårørendesamarbejde) was established with the aim to make it easier to become an informal caretaker in Aarhus (Aarhus Kommune, 2023). That is, while Aarhus finds it necessary to involve next of kin much more in the work to be done, it does in fact have the ambition that, overall, informal caretakers feel supported and find it easy to navigate the system. The project which forms the basis of the present chapter is carried out in cooperation with and supported by Aarhus local authority, the Centre for cooperation with informal caretakers. In order to optimize communication with informal caretakers, it is deemed important to find out not only how they perceive their situation and how being an informal caretaker may potentially influence how they receive communication from the local authorities, but also how employees perceive that informal caretakers may influence how they communicate with them.

8.3 LITERATURE REVIEW

From previous research, it is evident that there are many potential challenges for informal caretakers. Some may be culture-specific depending on the kind of healthcare system in place, while others seem to be universal. According to Blanck *et al.* (2021), it is a challenge for Swedish informal caretakers to navigate the multifaceted health and age-related care systems to secure the needed help and support. The Swedish and Danish systems are similar, so research carried out in a Swedish context is very relevant. Wester *et al.* (2013) explore how caretakers experience caring for an elderly next of kin at home. By means of qualitative content analysis of semi-structured interviews with eleven Swedish caretakers, they found the core theme that caretakers experience their situation as *something to be endured*. They may be overwhelmed, feel lonely, worn out, frustrated, vulnerable, and resigned, and it is concluded that home care nurses, health centers and home support workers should be aware of and should respect caretakers' needs in terms of support. As a result of an extensive survey in a Belgian municipality involving 174 informal caretakers, Criel *et al.* (2014: 850) list the top three cited problems, namely: psychological and emotional stress (35 %), physical stress (25 %), and practical and organizational problems (24 %), especially when the caretaker does not live with the care receiver. Criel *et al.* (2014: 852) conclude that informal care is "intrinsically valuable", but also "a heavy burden" on the caretaker. Broese van Groenou and De Boer (2016: 273) mention that the quality of the caretaker's relationship with the care recipient prior to caregiving is a determinant factor of whether the caretaker wants to provide care at all. In a European survey involving 22.000 respondents, Bolin *et al.* (2008: 723) find that being an informal caretaker seems to be "associated with a substantial opportunity cost in the form of reduced occupational attainment", in other words, detrimental to the career of the caretaker. In the American context, Conway (2019), based on seven qualitative interviews with women providing care for parents, finds that "superimposing parental caregiving responsibilities had a dramatic impact and deeply affected caregiver's personal lives… The admission of *self-neglect* and a *limited social life*, along with the emotions of *resentment, anger*, and *guilt*, were prominent subthemes" [original emphasis]. Rahimi *et al.* (2022) assess barriers to home care from the perspective of Iranian informal caretakers of older adults. This is done by means of a qualitative study involving semi-structured telephone interviews with 17 informal caretakers. The authors divide the barriers into three groups: (1) Individual barriers (physical, mental and social) (2) interpersonal barriers (e.g. psychobehavioural characteristics of the older adult) and (3) care system barriers (e.g. inefficient institutional/ organisational infrastructure). Individual barriers such as physical challenges and pain, anxiety, guilt, stress, a feeling of captivity, not having any free time and problems juggling work and care at the same time were reported. Interpersonal barriers included problems with harassment and unreasonable demands from the older adult. Many care system barriers were identified, but, as the Iranian system is radically different from the Danish system, these are not all deemed relevant for this article. However, the tripartite division of barriers of Rahimi *et al.* (2022) is deemed very useful and will be used to structure our empirical results as well as our insights from the literature.

So, to sum up, some of the challenges to informal caretakers mentioned repeatedly by the literature are:

Individual barriers

Physical challenges (the strain of lifting, but also the strain of too much work and too little spare time and having to juggle work and their own family at the same time, geographical distance between caretaker and care recipient), mental challenges (feelings of powerlessness, guilt, and insufficiency)

Interpersonal barriers

Unreasonable demands from the older adult, quality of relationship prior to caregiving

Care system barriers

System challenges (difficulty navigating a multifaceted health and care system)

All the above are challenges which, on their own or in combination, may lead to stress and ill health for the caretaker.

But what motivates informal caretakers? According to Ahlström *et al.* (2022 p. 9), family members typically feel a sense of responsibility and duty and thus provide care as "a natural, moral response, motivated by their love and compassion for the older person". Broese van Groenou and De Boer (2016: 273) distinguish between *reciprocal solidarity* and *normative solidarity*, where the former motivates the caretaker as the care recipient has invested considerably in the relationship in the past and 'deserves' a return on those investments and the latter is a more general societal sense of duty. Conway (2019, n.p., referring to Netto *et al.* (2009) and Peacock *et al.* (2010)) reports that, in some cases, the relationship between parent(s) and their caregiving children had grown closer and carers saw this increased closeness as a very positive result of caregiving. Criel *et al.* (2014: 849), citing Vanbrabant and Craeynest (2004), state that 52 % of Flemish informal caretakers say that caregiving gives meaning to their life, and 56 % find it an enriching experience. To sum up, love and affection, a sense of duty towards relatives or society, and emotional benefits such as meaningfulness and increased closeness may help motivate caretakers.

8.4 METHOD AND DATA

The data of our study consist of 15 interviews with employees at Aarhus municipality, Department of Health and Care, and 15 interviews with informal caretakers within the municipality. The interviews were carried out between March 2023 and February 2024. All interviews were semi-structured, lasted between 20-40 minutes each and were recorded. The interviews were carried out in person by one of the authors, except for three interviews which were completed by phone, because the interviewees lived far away.

The interviews were based on interview guides which had been pilot-tested, resulting in some minor adjustments and which polished the technique of the interviewer. All interviews were carried out by the same author ensuring consistency. This author also transcribed all the recordings. The interviews were anonymous, and the participants all signed consent forms.

The authors set up recruitment criteria for the participants in close dialogue with Aarhus municipality. The actual recruitment was carried out by Aarhus municipality, Centre for cooperation with next-of-kin. Our recruitment focus was diversity, and we therefore wanted to interview informal caretakers who either lived with the receiver of care, who did not or who lived far away. We wanted to interview spouses as well as adult children, other relatives, friends or neighbors and both men and women. Finally, we strived for diversity in age and number of years as an informal caretaker. As for the employees of Aarhus municipality to be interviewed, we aimed for many different positions, from managers to home carers.

The profile of the informal caretakers who were in fact recruited was as follows: 12 women, 3 men, spouses, a neighbour, but mostly adult children some living nearby and some at a distance. The average age of the carer was 60 and average number of years as a carer was almost 5 years.

The profile of the employees who were recruited was as follows: 14 interviewees were women, one was a man and they came from many different positions, though many of them had some managerial responsibility, be it in the administration or in hands-on home care. The average age of the employees was 49 and average number of years as an employee at Aarhus municipality was 16.

A possible weakness of the recruitment method was that Aarhus municipality selected the participants. However, as the results show, both employees and informal caretakers were very critical towards the municipality, so it seems they did not have a problem speaking candidly and expressing their griefs. Also, the data repeatedly showed the same points and opinions being expressed by different interviewees. The fact that the majority of the interviewees were women is not considered problematic as it reflects the female bias of caretaking. Two overall strengths are that all interviews were carried out by the same researcher, which ensured consistency and equal focus in all interviews. The other researcher did not meet or see any participants, which prevents biased perceptions based on physical appearance and circumstances from at least one of the authors.

While the data was transcribed by one author, the author who had not carried out the interviews listened to the 30 recordings and started analyzing them in order to identify barriers/facilitators in accordance with Rahimi *et al.*'s (2022) tripartite model. The analysis process included many steps back and forth between the authors until agreement was reached on the most salient themes.

8.5 ANALYSIS AND RESULTS

In this section we will report on the barriers and facilitators in relation to the involvement of informal caretakers, as perceived by the informal caretakers and the employees of our data. All themes are exemplified by quotes from the data and are marked by "E" for "employer" and by "IC" for "informal caretaker". For the sake of clarity, we have chosen to divide our results into the three groups suggested by Rahimi *et al.* (2022), i.e. individual, interpersonal and care system barriers. However, as mentioned, we have chosen not only to focus on barriers, but also to include the constructive suggestions which will be listed under "facilitators". It should be noted that it is how the employees and the informal caretakers have introduced a theme that has decided whether it is listed under barrier or facilitator, but evidently many of the themes could potentially be listed under both categories. Yet, evidently, many of the themes could potentially be listed under both categories. For instance, "honesty" is emphasized as a facilitator and is thus listed under this category, even though "lack of honesty" would, of course, be a barrier. Also, it should be noted that not all barriers are directly related to communication other than by inference, i.e. they represent the context in which communication takes place.

30 interviews contain many different opinions, yet the themes selected are those which are repeated in the data and were often shared by many or even all of the respondents. We identified more themes and nuances than it is possible to report in this article, so we have chosen to exemplify the most salient themes. For the sake of readability, some quotes have been condensed in the translation from the Danish original, but all value-laden words and expressions come directly from the interviewees.

8.5.1 Barriers

8.5.1.1 *Individual barriers*

These are the physical, mental and social barriers stemming from the individual situations as experienced directly by the informal caretakers and observed by the employees.

Caretakers worn down

This theme is repeatedly mentioned by both the employees and the caretakers. It is especially a problem when caregiving has been going on for a long time and it is closely connected with some of the other barriers.

> I think that the informal caretakers are willing, but sometimes they break down because they maybe take on too much or are pressured into doing so. There has to be a limit after all. (E9)

> Many informal caretakers want to spend time socially with their next-of-kin, but they do not want to participate in shopping and caring, because they are simply spent. Especially in connection with longer periods of illness, there may be a shift in how much they want to participate. (E4)

> At a certain point I said, 'Now, just pretend that my father doesn't have any family, because we can't do this anymore'. They exploit you if you have any resources at all. (IC5)

> Last month I was ill - it felt just like having a vacation. (IC7)

> First and foremost, I think it has been bloody hard. Entering a system that is unfamiliar to you, and you feel completely powerless. (IC12)

Caretakers working full time

This point is mentioned by most respondents, also to explain why the time spent with the care receiver is precious and should not only be spent on menial tasks.

> This is 2023, and everyone has a life. You know, I also have a life after work, and my family. When I go to my parents' home, it is to spend quality time with them, or to take them out. It is not to clean. (E1)

> As an informal caretaker, I am indeed willing to do my part of the hard work. But, you know, there is a limit, because we have a life, too. We do a thousand things. Plus, we have children and grandchildren who also claim our time, as well as our full-time jobs. (IC1)

Caretakers being geographically distant

This is an obvious barrier mentioned by many, notably in a context where the informal caretaker feels that it is taken for granted that they live nearby.

Some live far away and you can't expect them to drive two hours to do grocery shopping three times a week. (E4)

A challenge that the local authorities often think we live just around the corner. (IC6)

Caretakers are old themselves

This demographic fact is often pointed out.

Our citizens live longer, so informal caretakers are older too. We have people who don't need help before they turn 100, and their children might be 80, and maybe can't drive anymore, you know? Society is changing. (E2)

But my mother cannot be a professional carer, a nurse and a cleaning assistant all day long. It's far too much for an [elderly] spouse. (IC12)

8.5.1.2 *Interpersonal barriers*

A problematic relationship between the caretaker and the receiver of care prior to care being needed is mentioned by many as a factor that needs to be taken into account and which may be very demotivating for the caretaker. It may also mean that some receivers of care do not want their next-of-kin to be involved. In addition, ethical barriers may put a strain on an otherwise good relationship.

Problems in the family

Many families have skeletons in the cupboard, and they often come out when the mother or father needs help. Then the disagreements will show, or suppressed feelings, and things like that. We end up between a rock and a hard place e.g. if three siblings disagree about what is best for their mother. (E2)

I really wouldn't want to be in a situation where we would force a nephew to come and help some old, grumpy bastard. (E8)

There are also some citizens who say 'I don't even want my family's help'. (E1)

> Something we experienced was that we had a lot of conflict with my father, because he was totally worn down. (IC5)

> It depends on your family. Some families help each other a lot, and some don't even see their parents. (P8)

Ethical barriers

Many informal caretakers are willing to carry out practical tasks such as cleaning, shopping and cooking, but they prefer not to be involved in personal hygiene. It is considered undignified and something which may affect the relationship between the caretaker and care receiver in a negative way.

> You know, if your parents need help with showering or changing a diaper, I would probably also think 'this is not what I would prefer to help with'. (E9)

> I think it's really good that Aarhus local authority takes on many things, because otherwise you're no longer an informal caretaker, you are a caretaker, and the family roles crumble. It may not be a good idea to help your own husband with visits to the toilet. (E15)

> It crosses my personal boundaries to give him a bath. (IC4)

> Sometimes my mother did not want me to clean. They prefer their informal caretakers to be just that, and not a professional service. (IC5)

8.5.1.3 *Care system barriers*

This group of barriers is very varied and expresses many of the barriers felt to be crucial by the informal caretakers, so some of the themes do not contain any employee quotes. Almost all the barriers are some kind of communication barriers.

The system does not keep its promises

> Sometimes the local authority promises to phone you, but they don't. Then you wait a day, phone them yourself, and then you have to start all over again. (IC1)

I think that the agreements you make with Aarhus municipality don't work. They are not kept. They never produce any minutes from the meetings, and therefore you have to repeat yourself 90.000 times. (IC9)

Lack of information, contact and communication

No one informs the informal caretakers. (IC2)

It is only when I take the lead myself that something happens. Every time! (IC4)

I often end up having to chase someone for contact or information. I mean, they're nice, it's just that I need one person who is responsible, one person I can contact. (IC7)

Lack of internal communication in the system

When so many different carers come to their home, no one actually has an overview. It's just about going in to do your job, and then quickly leave again. No one really sees the elderly citizen. (IC3)

If my mum wants a weekend without any help, then they say it is noted down, but someone still rings her doorbell at eight in the morning! (IC14)

Lack of flexibility

It is a very rigid system. (IC8)

My dad has also tried asking them to help him fold a tablecloth or put on bed linen, which apparently, they won't do. I don't think that's okay at all. (IC10)

For instance, in connection with their laundry service, it is once a week and a maximum of 12 kilos, and that's it. But if my dad has a lot of "accidents" it is just not enough, but there is nothing to do about it. (IC12)

Difficult to understand or navigate written communication

Many of the employees find that they make use of too much specialized and complicated language. Informal caretakers often point out that they have not received any written communication directly addressed to them as informal caretakers.

We have this 'authority-dialect' in our department, which can be very hard for outsiders to understand. We should write in a more personal way to the person concerned, and not as standardized as we do now. (E8)

It is a source of frustration [for the citizens and informal caretakers], that these decision letters simply are too long, and they cannot figure out if they have been granted what they applied for or not! They are filled with complicated wordings. (E12)

We need to move away from expert language and write in common Danish. Then we would be more correctly understood. We ought to consider the receiver. In the beginning, when I was newly employed, I felt I had to show that I was the authority. I do not feel that anymore - it will just be returned. (E7)

It's not the easiest thing in the world to navigate the website of Aarhus municipality, not even for me, who is part of the system. It's not the most transparent website. (E2)

People often say about the website 'oh, we've given up on that'. (E6)

The difficult thing about the website is the amount of information regarding paragraphs and such - that's too much for me. When we needed to discuss my father getting a place at a nursing home, there was a lot of written information, and I just thought "I simply don't have the energy to get through all this material". (IC14)

The letters from Aarhus municipality regarding grants are a bit cryptic. They are not easy to understand for ordinary people and not concrete enough. (IC3)

It's officialese. It makes me think 'skip all the standard terms and standard descriptions. I mean, these are services - why not just tell us in plain language what they include? (IC12)

8.5.2 Facilitators

By far, the most dominant facilitators are found under the third category of care system facilitators, which is why we have only included examples from this category. In line with the fact that informal caretakers are far more critical in their interviews than employees, they have fewer examples of facilitators than them. The main point mentioned by most caretakers is the importance of personal communication, preferably with one contact person.

8.5.2.1 *Care system facilitators*

Respect for different situations (the strains of the "individual" and "interpersonal" categories)

> If both parties have a certain amount of humility and respect for one another, then there is a really good chance of success. (E12)

> Informal caretakers are an extremely important group, but they are a very diverse group - and there are different family-dynamics. We cannot generalize, because informal caretakers are simply as different as people are different. (E6)

Dialogue/personal communication

> There is a really good chance of success when there's a good dialogue, and we are just talking person to person, and I am not just 'the authority lady'. The most important thing is that they feel that they are heard. (E12)

> It's also important to consider the chemistry between two people. If we get off on the wrong foot, we shouldn't be afraid to be replaced. We are not just municipal employees, like a standard 'thing', we are different and need to be willing to be replaced. (E8)

> Aarhus municipality ought to help the informal caretakers to understand their roles. (IC2)

> I really think it ought to be easier to phone relevant people at the local authorities. We need fixed times when we can be in contact with one primary contact person who knows about the case. We need to work closer together surrounding the elderly person. (IC3)

> My mother is very shy, so she has asked for a female caretaker to bathe her. Then a man came, and my mother told him that she had asked for a woman. He promised her to look into it, and since then, only women have showed up. Of course they cannot guarantee anything, but it is nice that they try. (IC6)

> We were assigned one contact person, who we could contact about anything. It was a huge help! (IC13)

Honesty (from political level and down through the system)

> Just say, 'We can't afford both, so we need to cooperate with you, because we don't have the resources'. I mean, I think we need to be straight with them, because they can easily detect a hidden agenda. So just say it like it is, and what we need from them - and why. (E3)

> Maybe we need to stop being so nice and beating around the bush. We need to say it like it is. I mean, people follow the media. Everyone needs to contribute. (E6)

> Be honest about the lack of resources. Then we will cooperate to find the best solution. (IC1)

> It would definitely work better if they said 'we only have the resources we have, so to help your father in the best way possible, we would like it if you could do this and that, and we will do this and that.' (IC4)

Alignment of expectations

> The alignment of expectations should take place as soon as the informal caretaker enters the municipal system. From that moment, Aarhus local authority must state very clearly what it expects of them. (E2)

> When our collaboration works best, it's a give-and-take situation. It's just important to communicate about what you do and what I do. Again, it's about alignment of expectations. (IC8)

8.6 DISCUSSION AND CONCLUSION

Bolin *et al.* (2008) talk about the "weak family-ties countries" of Northern Europe (citing Rcher, 1998) and, according to Rostgaard and Szcbchcly (2012: 102), "de-familialization" is often proclaimed to be a main characteristic of the Nordic welfare model. However, our results show that informal caretakers seem to play a larger role in caring for their elderly in Aarhus than what may have been presumed. In a European context, Broese van Groenou and De Boer (2016: 276) indicate that there may be a shift in the normative discourse towards less reliance on the state and more on informal caregiving. It seems that this shift is now well under way in Denmark too and many sons, daughters, spouses, other relatives and friends are favorably disposed to helping and indeed already constitute an important part of caring for the elderly in Aarhus and, presumably, in Denmark as a whole. In fact, in a large-scale study based on data from the European Social Survey Round 7 (n = 32,894 in n = 19 countries) Verbakel (2018) found that informal caregiving, if non-intensive (less than 11 hours a week) was most likely in Denmark (44 % of the respondents) out of 19 European countries, and was indeed higher in countries with generous formal long-term care provisions. Countries with low levels of formal long-term care provisions had more intensive informal caretakers (more than 11 hours a week). In other words, the Nordic countries had relatively many caretakers, but few intensive caretakers. This leads the author to conclude (2018: 436) that generous, formal long-term care provisions seem to reduce the number of intensive caretakers, but at the same time to encourage more people to provide a certain amount of informal care.

To meet future increasing care demands, there is a political agenda that relatives in general should be even more involved. As it is now, some relatives provide intensive help while others provide none at all. However, even as it is now, at some point most of us will be informal caretakers at some level. This study has investigated the barriers and the facilitators of informal caregiving in order to know more about the context in which informal caretakers receive future written information from the local authorities in Aarhus. It is evident from the results that much frustration is felt by the (otherwise very willing) informal caretakers. The most dominating individual barriers center around the fact that most informal caretakers of today lead a life that is very busy and not designed to set aside many hours every week to care for their next-of-kin. As for the interpersonal barriers, especially the employees point out that the relationship prior to care between the parties may well justify lack of care.[2] We have only interviewed next-of-kin who have chosen to provide care, so we cannot conclude anything about this issue from the point of view of the next-of-kin in general, but most informal caretakers in the study seem to be motivated by their love for their relatives. Probably the largest barriers identified are to be found in the care system catego-

---

[2] This is in line with Broese van Groenou and De Boer (2016) who, in turn, point out that the stronger the bond, the greater the likelihood to provide care. See also Silverstein *et al.* (2008) for an in-depth discussion.

ry and center around communication: the lack of information, contact, communication, what is perceived as the untrustworthiness of the system and lack of internal communication, as well as difficulty understanding or navigating written communication.

In the course of the 15 interviews with employees, they all had examples of negative stories about the cooperation with informal caretakers but, generally speaking, they found that informal caretakers are cooperation partners and very valuable for the local authority. Most of the employees were of the opinion that informal caretakers already take care of many things (and some even think that they take care of too much), but some also point out that they could or should be involved in even more tasks. In the course of the 15 interviews with informal caretakers it became clear that they acknowledged that they are deeply dependent on the help offered by the municipality of Aarhus. However, they see the system, i.e. the local authority, as something they struggle with and fight against. It is this fundamental contrast between the overall perceptions of the two groups which should be kept in mind when designing communication to the informal caretakers and trying to involve them to a larger extent. In order to reach the goal of both groups to see each other as cooperation partners the facilitators point in the direction of more dialogue/personal communication (one contact person!), honesty right from the political level and down through the system, and corresponding alignment of expectations. Last but not least, respect for the individual situations of the informal caretakers, i.e. the strains of the "individual" and "interpersonal" categories is seen as crucial.

Blanck *et al.* (2021) in their study of informal carers in Sweden emphasize the need for a health care framework that acknowledges carers and patients as equal partners, in other words, as carers in partnership: "The healthcare system must recognize the efforts of carers and include them in the strategic planning and operational stages of care and treatment…". Likewise, Conway (2019) from an American context, calls for more dialogue between the formal care system and the informal caretakers. On the background of a systematic review, Janson *et al.* (2022: 21) suggest more coordinated planning between the formal care system and the informal caretakers in order to empower the latter. The results of our study seem to confirm the need for a true sense of partnership from the perspectives of both parties, more dialogue as well as more coordinated planning in order to empower the informal caretakers.

REFERENCES

Aarhus Kommune. (n.d.). Aarhus i tal [Aarhus in figures]. Aarhus.dk. Retrieved May 29, 2024, from https://aarhus.dk/om-kommunen/ aarhus-i-tal/aarhus-i-tal#personale-i-tal-ad

Aarhus Kommune. (2023, March 29). Pressemeddelelse: Aarhus Kommune etablerer Center for Pårørendesamarbejde [Press release: Aarhus municipality establishes Centre for cooperation with next-of-kin]. Aarhus.dk. Retrieved May 29, 2024, from https://aarhus.dk/ nyt/sundhed-og-omsorg/2023/marts-2023/pressemeddelelse-aarhus -kommune-etablerer-center-for-paaroerendesamarbejde/

Ahlström, G., Björkman, E., & Lundqvist, L.-O. (2022). A Psychometric Evaluation of the Family Collaboration Scale and an Investigation of How the Close Family of Frail Older Patients Perceive the Collaboration with Healthcare Professionals on Acute Medical Wards at Hospitals in Sweden. *Healthcare*, 10(3), 478. https://doi.org/10.3390/ healthcare10030478

Badr, H., Federman, A. D., Wolf, M., Revenson, T. A., & Wisnivesky, J. P. (2017). Depression in individuals with chronic obstructive pulmonary disease and their informal caregivers. *Aging & Mental Health*, 21(9), 975-982. https://doi.org/10.1080/13607863.2016.1186153

Berglund, E., Lytsy, P., & Westerling, R. (2019). Living environment, social support, and informal caregiving are associated with healthcare seeking behaviour and adherence to medication treatment: A cross-sectional population study. *Health & Social Care in the Community*, 27(5), 1260-1270. https://doi.org/10.1111/hsc.12758

Blanck, E., Fors, A., Ali, L., Brännström, M., & Ekman, I. (2021). Informal carers in Sweden—Striving for partnership. *International Journal of Qualitative Studies on Health and Well-being*, 16(1), 1994804. https:// doi.org/10.1080/17482631.2021.1994804.

Bolin, B., Lindgren, B., & Lundborg, P. (2008). Your next of kin or your own career? Caring and working among the 50+ of Europe. *Journal of Health Economics*, 27(3), 718-738. https://doi.org/10.1016/ j.jhealeco.2007.10.004

Bossen, C., Christensen, L. R., Grönvall, E., & Vestergaard, L. S. (2012). CareCoor: Augmenting the coordination of cooperative home care work. *International Journal of Medical Informatics*, 82(5), e189-e199. https://doi.org/10.1016/j.ijmedinf.2012.10.005

Broese van Groenou, M. I., & De Boer, A. (2016). Providing informal care in a changing society. *European Journal of Ageing,* 13(3), 271-279. https://doi.org/10.1007/s10433-016-0370-7

Conway, K. (2019). The experience of adult children caregiving for aging parents. *Home Health Care Management & Practice,* 3(2), 92-98. https://doi.org/10.1177/1084822318803559

Criel, B., Vanlerberghe, V., De Koker, B., Decraene, B., Engels, E., & Waltens, R. (2014). Informal home care for elderly in Belgium: a study on the features and challenges of informal care at local level. *Community Mental Health Journal,* 50, 848-853. https://doi.org/10.1007/s10597-014-9696-9

Center for Pårørendesamarbejde. (2023, September 18). *Grundprincipper for pårørendesamarbejde* [Basic principles for cooperation with next-of-kin]. CPS Aarhus. Retrieved May 29, 2024, from https://cps.aarhus.dk/om-os/grundprincipper-for-paaroerendesamarbejde/

Heggestad, A. K. T., Magelssen, M., Pedersen, R., & Gjerberg, E. (2021). Ethical challenges in home-based care: a systematic literature review. *Nursing Ethics,* 28, 628-44. https://doi.org/10.1177/0969733020968859

Janson, P., Willeke, K., Zaibert, L., Budnick, A., Berghöfer, A., Kittel-Schneider, S., Heuschmann, P. U., Zapf, A., Wildner, M., Stupp, C., & Keil, T. (2022). Mortality, morbidity and health-related outcomes in informal caregivers compared to Non-Caregivers: a systematic review. *International Journal of Environmental Research and Public Health,* 19(10), 5864. https://doi.org/10.3390/ijerph19105864

Jegermalm, M. (2006) Informal care in Sweden: A typology of care and caregivers. *International Journal of Social Welfare,* 15, 332-343.

Kommunernes og Regionernes Løndatakontor (KRL). (n.d.). [Salary data office of local authorities and regions]. Retrieved May 29, 2024, from https://www.krl.dk/#/main

Netto, N. R., Jenny, G. Y., & Philip, Y. L. (2009). Growing and gaining through caring for a loved one with dementia. *Dementia,* 8(2), 245-261.

Peacock, S., Forbes, D., Markle-Reid, M., Hawranik, P., Morgan, D., Jansen, L., Leipert, B. D., & Henderson, S. R. (2009). The Positive Aspects of the Caregiving Journey With Dementia: Using a Strengths-Based Perspective to Reveal Opportunities. *Journal of Applied Gerontology,* 29(5), 640-659. https://doi.org/10.1177/0733464809341471

Rahimi, F., Shakibazadeh, E., Ashoorkhani, M., & Foroughan, M. (2022). Barriers to home care for older adults from perspectives of Iranian informal caregivers: a qualitative study. *BMJ Open*, 12(12), e065547-e065547. https://doi.org/10.1136/bmjopen-2022-065547

Reher, D. S. (1998). Family Ties in Western Europe: Persistent Contrasts. *Population and Development Review*, 24(2), 203-234. https://doi.org/10.2307/2807972

Rostgaard, T., & Szebehely, M. (2012). Changing policies, changing patterns of care: Danish and Swedish home care at the crossroads. *European Journal of Ageing*, 9(2), 101-109. https://doi.org/10.1007/s10433-011-0209-1

Silverstein, M., Conroy, S. J., & Gans, D. (2008) Commitment to caring: filial responsibility and the allocation of support by adult children to older mothers. In M. E. Szinovacz & A. Davey (eds.), *Caregiving contexts: cultural, familial, and societal implications* (pp. 71-91). Springer Publishing Company.

Skinner, M. S., Lorentzen, H., Tingvold, L., Sortland, O., Andfossen, N. B., & Jegermalm, M. (2021). Volunteers and Informal Caregivers' Contributions and Collaboration with Formal Caregivers in Norwegian Long-term Care. *Journal of Aging & Social Policy*, 33(6), 647-672. https://doi.org/10.1080/08959420.2020.1745988

United Nations, Department of Economic and Social Affairs, Population Division. (2022). *World population prospects 2022: Summary of results* (UN DESA/POP/2022/TR/No. 3). United Nations.

Vanbrabant, A., & Craeynest, K. (2004). Realiteit van de mantelzorg. In T. Jacobs & E. Lodewijckx (eds.), *Zicht op zorg. Studie van de mantelzorg in Vlaanderen in 2003* (pp. 161-186). CBGS-Centrum voor Bevolkingsen Gezinsstudie.

Verbakel, E. (2018). How to understand informal caregiving patterns in Europe? The role of formal long-term care provisions and family care norms. *Scandinavian Journal of Public Health*, 46(4), 436-447. https://doi.org/10.1177/1403494817726197

Wester, Larsson, L., Olofsson, L., & Pennbrant, S. (2013). Caregivers' Experiences of Caring for an Elderly Next of Kin in Sweden. *Nordic Journal of Nursing Research*, 33(4), 28-32. https://doi.org/10.1177/010740831303300407